ஆழ்ந்த தூக்கம்

HOW TO GET FULL SLEEP IN 4 HOURS?

சில்வா

ISBN 978-1-68487-574-0

முன்னுரை:

ஹாய், என் பெயர் சில்வா, நான் கடந்த இரண்டு வருடங்களாக தூக்கத்தை பற்றி பல ஆய்வுகளை செய்து, பல தகவல்களை திரட்டி ஆராய்ந்து இந்த புத்தகத்தை உங்களுக்காக தொகுத்துள்ளேன். நேரம் என்பது பணத்தை விட உயர்ந்தது என்று கருதப்படும் இன்றைய உலகில் தூக்கத்திற்காக அதிக நேரம் செலவிடாமல் வெறும் நான்கு அல்லது ஐந்து மணி நேரத்தில் ஒரு நாளைக்கு தேவையான முழுமையான தூக்கத்தை பெறுவது எப்படி என்பதை இந்த புத்தகத்தில் விரிவாக காண போகிறோம்.

நான்கு அல்லது ஐந்து மணி நேரத்தில் முழுமையான தூக்கத்தை பெறுவது என்பது மிகவும் கடினமான ஒன்றாகும். முழுமையான தூக்கத்தை பெறுவதற்கு குறைந்த பட்சம் எட்டு மணி நேரம் அல்லது பத்து மணி நேரம் தூங்குவது என்பது மிகவும் அவசியம். அப்படி இருக்கையில் வெறும் நான்கு அல்லது ஐந்து மணி நேரத்தில் எப்படி முழுமையான தூக்கத்தை பெற முடியும் என்று உங்களுக்கு சந்தேகம் வந்திருக்கலாம். இந்த புத்தகத்தை முழுவதும் படித்து முடிக்கும் போது வெறும் நான்கு அல்லது ஐந்து மணி நேரத்தில் எப்படி முழுமையான தூக்கத்தை அடைவது என்பதை நீங்கள் கற்றுக் கொள்வீர்கள்.

குறைந்த நேரம் தூங்குவதால் தான் அனைத்து விதமான நோய்களும் ஏற்படுகிறது என்பது மருத்துவர்களின் கருத்து. அதிக நேரம் தூங்குவதால் தான் அனைத்து விதமான நோய்களும் ஏற்படுகிறது என்பது என்னுடைய கருத்து. இரண்டையும் ஒப்பிட்டுப் பார்த்து யார் கூறுவது சரி என்று நீங்கள் புரிந்து கொள்வதற்காக, இந்த புத்தகத்தின் பாதிவரை குறைந்த தூக்கத்தினால் ஏற்படும் பாதிப்புக்களை பற்றி உலகில் உள்ள பல்வேறு மருத்துவர்கள் கூறிய கருத்துக்களை கூறியுள்ளேன். அதன்பிறகு குறைந்த நேரம் தூங்குவதால் ஏற்படும் நன்மைகளையும், நான்கு அல்லது ஐந்து மணி நேரத்தில் முழுமையான தூக்கத்தை பெறுவது எப்படி என்பதையும் பற்றி

விரிவாக கூறியுள்ளேன். சரி வாருங்கள் குறைந்த நேரம் தூங்குவதால் ஏற்படும் பாதிப்புக்களை பற்றி உலகில் உள்ள பல்வேறு மருத்துவர்கள் கூறிய கருத்துக்களை முதலில் பார்ப்போம்.

நான் சில இடங்களில் மருத்துவர்களை விமர்சித்து கூறி இருப்பதால், அவர்களின் பெயர்களை இந்த புத்தகத்தில் குறிப்பிடுவது நாகரிகமாக இருக்காது ஆகையால் மருத்துவர்களின் தூக்கத்தை பற்றிய கருத்தை நான் எழுதும் போது அவர்களின் பெயர்களை குறிப்பிடவில்லை.

மருத்துவர்: 1

தூக்கத்தின் தேவை:

உலகில் உள்ள மக்களில் சுமார் 70% பேர் போதிய தூக்கமின்மை மற்றும் தூங்க இயலாமை கொண்டவர்கள். மூன்றில் ஒருவர் ஆறு மணிநேரம் அல்லது அதற்கும் குறைவான தூக்கத்தினை பெறுகிறார். 50 ஆண்டுகளுக்கு முன்பு இருந்த விகிதத்தை விட இது இரண்டு மடங்கு குறைவு ஆகும். உலகம் வேகமாக நகர்கிறது என்பதை இதன் மூலம் நாம் அறிய முடிகிறது. இந்த நவீன யுகத்தில் நாம் தொடர்ந்து ஓடுகிறோம். இதன் விளைவாக, நாம் குறைவாக தூங்குகிறோம்.

50 முதல் 70 கோடி மக்கள் நாள்பட்ட தூக்கக் கோளாறுகளால் பாதிக்கப்படுகின்றனர். நோய் கட்டுப்பாடு மற்றும் சுகாதார மையங்கள் சமீபத்தில் தூக்கக் கோளாறுகளை ஒரு பொது சுகாதார நோயாக அறிவித்துள்ளது.

தூக்கமின்மை நம் கவனத்தை ஒருமுகப்படுத்தும், தர்க்கரீதியாக சிந்திக்கும் மற்றும் நினைவில் கொள்ளும் திறனைக் குறைக்கிறது என்று ஆராய்ச்சி மூலம் கண்டறிய பட்டுள்ளது. இது தனிப்பட்ட மனிதனுக்கும் சமுதாயத்திற்கும் மிகவும் தீவிரமான பிரச்சினையாக மாறியுள்ளது. பலர் தூக்கக் கோளாறுகள் மற்றும் போதிய தூக்கமின்மையால் அவதிப்படுகின்றனர். அது உண்மையில் நம்

சமூகத்தில் எல்லா வயதினருக்கும் பிரச்சினைகளை ஏற்படுத்துகிறது.

உதாரணமாக, குழந்தைகள், கடந்த நூற்றாண்டில், ஒவ்வொரு ஆண்டும் முந்தைய வருடத்துடன் ஒப்பிடும்போது சுமார் ஒன்றரை நிமிடங்கள் குறைவான தூக்கத்தை பெற்றார்கள். எனவே இன்று அவர்கள் ஒரு நூற்றாண்டுக்கு முன்பு இருந்ததை விட இரண்டு மணிநேரம் குறைவாக தூங்குகிறார்கள்.

இப்போது, நாம் அந்த கால கட்டத்தில் இருந்து படிப்படியாக, நம்முடைய குழந்தைகளை இரவில் இரண்டு மணிநேரம் குறைவாக தூங்க வேண்டும் என்று பரிணமித்துள்ளோம். அதனால் எல்லா வயதினரும் தூக்கமின்மையின் சுமையை சுமக்க வேண்டியுள்ளது. மேலும் இது பல வழிகளில் அனைவரையும் பாதிக்கிறது.

மருத்துவர்: 2

தூக்கமின்றி வாகனம் ஓட்டுதல்:

ஒரு சமுதாயமாக நாம் தூக்கமின்மை எப்படி இருக்கிறது என்பதை அளக்க ஒரு அளவுகோலாக இருப்பது, எத்தனை பேர் விழித்திருக்க போராடுகிறார்கள் என்பது தான். ஒவ்வொரு மாதமும், சுமார் 560 மில்லியன் மக்கள் அவர்கள் வாகனம் ஓட்டும்போது விழித்திருக்க சிரமப்படுவதாக ஒப்புக்கொள்கிறார்கள்.

அவர்களில் சுமார் 80 மில்லியன் பேர் நிதானத்தை இழந்து வாகனம் ஓட்டும் போது தூங்குகிறார்கள். பின்னர் அது ஒவ்வொரு ஆண்டும் சுமார் பத்து மில்லியன் விபத்துகளையும், ஒவ்வொரு வருடமும் 50,00,000 காயங்களையும், சுமார் 5,50,000 பலவீனமான காயங்களையும் ஏற்படுத்துகிறது, இது மக்களை நான்கில் ஒரு மடங்கு அல்லது ஏதோவொரு வகையில் கடுமையாக காயப்படுத்துகிறது. மேலும் இது ஒவ்வொரு ஆண்டும் கிட்டத்தட்ட 70,000 இறப்புகளை ஏற்படுத்துகிறது. உண்மையில், ஒவ்வொரு ஐந்து கார் விபத்துக்களில்

ஒன்று தூக்கமின்மையுடன் தொடர்புடையது. எனவே அது உண்மையில் மிகவும் தீவிரமான பிரச்சனையை பிரதிபலிக்கிறது.

மருத்துவர்: 3

மூளைக்கு ஏன் தூக்கம் தேவை?

நாம் ஏன் தூங்க வேண்டும் என்பது தான் பலருக்கும் உள்ள கேள்வி. தூக்கம் மூளையிலும் உடலிலும் பல்வேறு செயல்பாடுகளைச் செய்கிறது. இது குறிப்பாக மூளையில் அடிப்படை உயிரியல் தேவைகளை பூர்த்தி செய்கிறது. உடலின் மற்ற பாகங்களை விட மூளை அதிக ஆற்றலைப் பயன்படுத்துகிறது. மூளை உடலின் எடையில் 2% முதல் 3% மட்டுமே இருக்கும், ஆனால் அது நாம் பயன்படுத்தும் அனைத்து ஆற்றலிலும் 20% முதல் 30% வரை பயன்படுத்துகிறது.

நம் கவனத்தையும் விழிப்புணர்வையும் பராமரிக்க தூக்கமும் நமக்கு முக்கியமானதாகும். உதாரணமாக குழந்தைகள் பகலில் பள்ளிக்கு வருவதற்கு முன்பு போதுமான தூக்கம் கிடைக்கவில்லை என்றால், அவர்கள் வகுப்பில் கவனம் செலுத்தவும் விழிப்புணர்வுடன் இருக்கவும் முடியாது.

பல தூக்கமில்லாத ஓட்டுநர்கள் விபத்துக்கள் ஏற்படுத்துவதற்கு ஒரு முக்கிய காரணம், வாகனம் ஓட்டுதல் என்பது வழக்கமான செயலை விட அதிகக் கற்றுக் கொள்ளப்பட்ட திறனுடன் நம் கவனத்தைத் தக்கவைத்து செய்யும் பணியாகும், இதனால் வாகனம் ஓட்டும் போது நமக்குத் தேவையான தூக்கம் முன்பே கிடைக்கவில்லை என்றால் அது பெரிய பாதிப்பை ஏற்படுத்தும்.

உதாரணமாக, நாம் சரியான தூக்கத்தை பெறாவிடில் நமது எதிர்வினை நேரம் ஒரு வினாடிக்கு நான்கில் ஒரு பங்காக இருப்பதற்கு பதிலாக, மூன்று, நான்கு, ஐந்து அல்லது ஆறு

வினாடிகளாக மாறிவிடும். இது சராசரி எதிர்வினை நேரத்தை விட மூன்று மடங்கு அதிகமாகும். இதனால் இது பல்வேறு வழிகளில் ஆபத்தான விளைவுகளை ஏற்படுத்தும்.

சிறந்த விளையாட்டு வீரர்களுக்கு கூட, தூக்கம் குறைவாக இருக்கும் போது அவர்களின் எதிர்வினை நேரம் மிகவும் மந்தமாக இருக்கும். ஏனெனில் அவர்கள் குறைவான தூக்கத்தை பெறும்போது குறைவான எதிர்வினை நேரத்தை பெறுவார்கள்.

மருத்துவர்: 4

தூக்கத்தின் செயல்பாடுகளில் முக்கியமான ஒன்று என்னவென்றால், மூளையில் உள்ள அதிக ஆற்றலை பயன்படுத்தும் செல்களுக்கு ஓய்வு கொடுப்பது ஆகும். பகலில் மூளையில் உள்ள இந்த செல்களை பயன்படுத்தி நாம் அதிக ஆற்றலை செலவிடுகிறோம். மேலும் உடலில் அதிக ஓய்வு தேவை என்று சொல்லும் சென்சார்களில் அதிகமாக மூளையில் உள்ள செல்களில் அமைந்துள்ளது.

நாம் சரியாக தூங்காத போது, தூங்கி எழுந்த பிறகு, மூளையில் உள்ள இந்த செல்கள் அதிக ஆற்றலைப் பயன்படுத்த ஆரம்பித்து தன்னுடைய செயல்களை செய்ய தொடங்குகையில், நேற்றைய எஞ்சிய பலவீனமான பகுதிகள் மூளையில் முழுமையாக ஓய்வு பெறாமல் இருப்பதால் நாம் காலையிலேயே சோர்வடையத் தொடங்குகிறோம். இதனால் காலையில் எழுந்த பிறகும் நாம் தூக்கத்தை உணர்கிறோம்.

நீங்கள் வாகனம் ஓட்டும்போது அது நடந்தால், நீங்கள் விழித்திருக்க போராடினால், அந்த போராட்டத்தில் தோல்வி அடைந்தால் அது மிகவும் ஆபத்தானது.

இந்த தூக்கத்திற்கான சமிக்ஞை வருவதைத் தடுக்க நம்மில் பலர் என்ன செய்கிறோம் என்றால் நாம் ஏதோவொரு வடிவத்தில் காஃபின் எடுத்துக்கொள்கிறோம். காஃபின் என்பது அடினோசினின் ஏற்பியைத் தடுக்கும் செயலை செய்கிறது. காஃபின் உண்மையில் தூக்கத்திற்கான எந்த உயிரியல் தேவையையும் பூர்த்தி செய்யவில்லை, ஆனால் அது அடினோசினின் ஏற்பியைத் தடுக்கிறது இதனால் தூக்கம் தடுக்கப்படுகிறது.

இங்கு பலரால் காலையில் ஒரு கப் காபி குடிக்கவில்லை என்றால் அவர்களால் அந்த நாளை ஆரம்பிக்க முடியாமலே போகும். அந்த அளவுக்கு இன்று அனைவரும் காபிக்கு அடிமையாகி விட்டோம். உண்மையில் காபி என்பது தூக்கத்தின் தேவையை பூர்த்தி செய்வதில்லை. மாறாக நம்மை வலுக்கட்டாயமாக விழித்திருக்க செய்கிறது. ஏற்பிகளைத் தடுக்கும் காபி போன்ற ஏதாவது ஒரு சூழ்நிலையைத் தேர்ந்தெடுப்பதை விட உங்களுக்குத் தேவையான தூக்கம் உங்களுக்கு உண்மையில் கிடைத்தால் நீங்கள் சிறப்பாகச் செயல்படுவீர்கள்.

மருத்துவர்: 5

மூளை செல்கள் வெப்பமடைதல்:

மூளையை அதிக அளவில் பயன்படுத்தாத செயல் அல்லது தூக்கம் அல்லது தியானம் செய்யும் போது மூளையில் உள்ள அதிக ஆற்றலைப் பயன்படுத்தும் செல்கள் குளிர்ச்சி நிலையில் இருக்கும். அதுவே நீங்கள் விழித்து கொண்டு அதிகமாக மூளையை பயன்படுத்தும் செயலை செய்யும் போது மூளையில் உள்ள இந்த செல்கள் மிகவும் சூடாகி விடும் இதனால் அந்த நேரத்தில் உங்களால் செயல் பட முடியாமல் மயக்கம் வருகிறது.

தங்களுக்குத் தேவையான தூக்கம் கிடைக்காத மக்கள் பெரும்பாலும் அவர்கள் எடுக்கும் முடிவுகளில் மோசமான தீர்ப்பை

வெளிப்படுத்துவதற்கு இதுவும் ஒரு காரணம். மேலும், இது நமது பார்வை, தொடுதல் போன்ற உணர்திறன் தகவல்களை மூளையின் மற்ற பகுதிகளுக்கு அனுப்பும் மூளையின் முக்கியமான ஒரு பகுதி. காட்சித் தகவலைப் பெறும் பகுதியும் இங்கு தான் உள்ளது இதனால் நமது காட்சித் தகவலில் 10 மடங்கு சிக்னல்களை இழக்கிறோம்.

நாம் வாகனம் ஓட்டும்போது விபத்துகள் ஏற்படுவதற்கு இதுவும் ஒரு காரணம், ஏனென்றால் மூளையில் உள்ள செல்கள் அதிக அளவில் சூடாக இருக்கும் போது நமக்கு தேவையான போதுமான தகவல்களை நம்மால் பெற முடியாமல் போகும். அதனால் நம்மை சுற்றி நடக்கும் நிகழ்வுகளைளை நம்மால் கவனிக்க முடியாமல் தவறவிட வாய்ப்புள்ளது. இதிலிருந்து தூக்கம் என்பது நமக்கு எவ்வளவு முக்கியம் என்பதை நம்மால் புரிந்து கொள்ள முடிகிறது.

மருத்துவர்: 6

பழுதுபார்ப்பு மற்றும் மூளை செல்களை பராமரித்தல்:

தூக்கத்தின் மிகவும் முக்கியமான செயல்பாடு சமீபத்தில் கண்டுபிடிக்கப்பட்டது. அதாவது, மூளையில் இருந்து நச்சுகளை அகற்றுவது. அதிக ஆற்றலைப் பயன்படுத்தும் மூளையில், சில துணைப் பொருட்கள், ஆற்றல் வளர்சிதை மாற்ற கழிவுகள் போன்றவை மூளையில் குப்பைகளாக சேர்கின்றன.

உங்கள் மூளையில் உள்ள செல்களுக்கு மத்தியில் குவிந்துள்ள இரண்டு புரதக் கழிவுகளில் ஒன்று பீட்டா அமிலாய்டு ஆகும், இது அல்சைமர் நோயின் வளர்ச்சியுடன் இறுக்கமாக தொடர்புடைய முக்கிய புரதமாகும். இந்த புரதம் நீங்கள் விழித்திருக்கும்போது வெளியேற்ற படுவதை விட இரண்டு மடங்கு வேகமாக நீங்கள் தூங்கும் போது உங்கள் மூளையிலிருந்து வெளியேற்ற படுகிறது. ஒரு இரவு தூக்கமின்மை கூட மூளையில் பீட்டா அமிலாய்டின் கழிவு நீக்க சுமையை அதிகரிக்க செய்து விடும்.

இது உங்கள் காரில் உள்ளதைப் போன்றது, அதாவது காரில் உள்ள ஆயிலில் கசடுகள் உருவாவது போன்றது. ஆயிலில் உள்ள கசடுகளை வெளியேற்ற புதிய ஆயிலை மாற்ற வேண்டும் இல்லையெனில் அது இன்ஜின் செயல்திறனை பெரிய அளவில் பாதிக்கும். அதைப்போலவே மூளையில், அமிலாய்ட் பீட்டா மற்றும் டவ் புரதம் போன்ற நச்சு வளர்சிதை மாற்றங்கள் உருவாகிறது. நாம் அவற்றை அகற்றவில்லை என்றால், அவை மூளையில் உள்ள நியூரான்களின் செயல்திறனை பெரிய அளவில் பாதிக்கும்.

உதாரணமாக, அல்சைமர் நோய் அமிலாய்ட் பீட்டா பிளேக்ஸுடன் தொடர்புடைய விஷயங்களில் ஒன்றாகும். புதிதாக கண்டுபிடிக்கப்பட்ட இந்த நிணநீர் சேனல்கள் உண்மையில் நாம் தூங்கும்போது தான் இந்த நச்சுகளை வெளியேற்றி அவற்றை நமது உடலில் இருந்து அகற்றும். இது தூக்கத்தின் முக்கியமான செயல்பாடாக கருதப்படுகிறது.

இது 2012 இல் கண்டுபிடிக்கப்பட்ட பிறகு, தூக்கக் கோளாறுகள் மற்றும் அல்சைமர் நோய் மற்றும் பிற மூளை சீரழிவு நோய்களின் அபாயத்துடன் அதிக தூக்கமின்மை உள்ளவர்களுடன் ஏன் தொடர்பு இருக்கிறது என்பதை அறிவியலாளர்கள் உணரத் தொடங்கினர். தூக்கத்தின் முக்கிய செயல்பாடுகளில் ஒன்று இந்த நச்சுக்களை வெளியேற்றி மூளையை ஆரோக்கியமாக பராமரிக்க உதவுவதாகும்.

மருத்துவர்: 7

இதயம், இரத்த அழுத்தம் மற்றும் பிற செயல்பாடுகள்:

தூக்கம் என்பது மூளைக்கு மட்டுமல்ல, உடலுக்கும் மிக முக்கியமானது என்பது கடந்த 20 ஆண்டுகளில் முழுமையாக அங்கீகரிக்கப்பட்டுள்ளது. இருதய செயல்பாடு தூக்கத்தை பெரிய அளவில் சார்ந்துள்ளது. தூக்கத்தின் போது இதயம் குறைந்த இரத்த அழுத்தத்துடன் இயங்கும் மற்றும் தூக்கத்தின் போது ஏற்படும் இந்த

குறைந்த இதய துடிப்பு அந்த நேரத்தில் இதயத்தில் பழுது நீக்கும் செயல்பாட்டுக்கு ஏதுவாக இருக்கும்.

இதனால் போதுமான தூக்கம் கிடைக்காதவர்கள், இடையூறான தூக்கம் பெற்றவர்கள் அல்லது தூங்க இயலாதவர்கள் உயர் இரத்த அழுத்தத்தை அடைவார்கள். தூக்கக் கோளாறுகள், தூக்கத்தில் மூச்சுத்திணறல் போன்றவை உயர் இரத்த அழுத்தத்திற்கான முக்கிய காரணங்களாக அறியப்படுகிறது.

எனவே, உங்களுக்கு உயர் இரத்த அழுத்தம் இருந்தால், உங்களுக்கு தூக்கக் கோளாறு உள்ளதா என்பதைக் கண்டறிய மதிப்பீடு செய்வது மிகவும் அவசியம். இளம் பருவத்தினர், இளைஞர்கள் கூட, இடையூறான தூக்கம் அல்லது பல சிறு பகுதிகளாக பிரித்து வெவ்வேறு நேரங்களில் தூங்கும் தூக்கம் போன்றவை சிறு வயதிலேயே அவர்களுக்கு உயர் ரத்த அழுத்தத்தை ஏற்படுத்தும்.

மருத்துவர்: 8

நோய்த்தொற்றுக்கான எதிர்ப்பு:

தூக்கம் நமது நோய் எதிர்ப்புச் சக்திக்கு அதாவது நோய்த்தொற்றுக்கு நமது உடலின் எதிர்ப்பிற்கு முக்கியமானதாக இருக்கிறது. நாம் பெறும் குறைவான தூக்கத்தால் நமது நோய் எதிர்ப்பு சக்தி பெரிய அளவில் பாதிக்கப்படுகிறது.

உதாரணமாக, கடந்த வருடம் கொரோனா தடுப்பூசி செலுத்தி கொள்ள அனைவருக்கும் அறிவுறுத்தப்பட்டது. மக்களுக்கு தடுப்பூசி செலுத்தி கொள்ள வரும்போது, தடுப்பூசி போடுவதற்கு ஒரு வாரத்திற்கு முன்பு அவர்களுக்கு போதுமான அளவு தூக்கம் இல்லை என்றால், அவர்கள் உடலில் பாதி அளவு ஆன்டிபாடி மட்டுமே உற்பத்தி ஆகும். இதனால் தடுப்பூசி போட்ட பிறகு அவர்களுக்கு தீவிர காய்ச்சல் ஏற்படும் சூழ்நிலை உருவாகும்.

இதேபோல், குளிர்காலத்தில், ஜலதோஷத்தை ஏற்படுத்தும் ரைனோ வைரஸ் உங்கள் உடலை தாக்கும் போது நீங்கள் போதுமான அளவு தூங்கவில்லை என்றால் அல்லது தொந்தரவான தூக்கத்தை பெற்றிருந்தால், உங்களுக்கு சளி பிடிக்கும் அபாயம் 2% முதல் 300% வரை அதிகரிக்கும்.

எனவே உங்கள் நோயெதிர்ப்பு அமைப்பு திறம்பட செயல்பட வேண்டும் என்றால், போதுமான அளவு தூக்கம் பெறுவது மிகவும் அவசியம் மேலும் தூக்கத்தை சிறு சிறு பகுதிகளாக பிரிக்காமல் முழுமையாக தூங்குவது என்பது மிகவும் முக்கியமானது.

மருத்துவர்: 9

பசி மற்றும் தூக்கம்

பசிக்கும் தூக்கத்திற்கும் உள்ள தொடர்பு மிக முக்கியமான ஒன்றாகும். பரிணாம வளர்ச்சியின் அனைத்து நிலைகளிலும், தூக்கம் மற்றும் பசியுடன் ஒருவித இணைப்பு என்பது தவிர்க்க முடியாத ஒன்றாக இருந்து வந்துள்ளது.

மற்ற விலங்குகள் அனைத்தும் தான் பசியாக இருக்கும் நேரம் தவிர்த்து, மற்ற எந்த நேரத்திலும் தன் தூக்கத்தை தியாகம் செய்வதில்லை. பெரிய பூனைகள், அவைகளுக்கு போதுமான உணவு கிடைக்கவில்லை என்றால், அவை 24 அல்லது 48 அல்லது 72 மணிநேரம் வரை கூட வேட்டையில் இருக்கும். பசியின்மை தவிர்க்கும் பொருட்டு அவைகள் தூங்கும் போது, அவைகளின் மூளை பட்டினி நிலைக்குச் சென்று, அதிக பசியை உண்டாக்கும் ஹார்மோன்களை வெளியிடுகிறது அப்போது உடலில் சாப்பிட்டபின் திருப்தி அடையும் ஹார்மோன்கள் குறைவாக இருக்கும்.

பிரச்சனை என்னவென்றால், நாம் பட்டினி கிடக்காதபோது நாம் தானாக முன்வந்து தூங்குவதில்லை. நமக்கு வேண்டிய உணவு மற்ற

விலங்குகளை போல் அல்லாமல் மிக எளிதாக கிடைக்கிறது. இதனால் இந்த பசி ஹார்மோன்கள் வெளியிடப்படும் போது நமக்கு அதிக பசியும், நாம் சாப்பிட்ட உணவில் திருப்தியும் ஏற்படுவதால், நாம் தூக்கமின்மையில் இருக்கும் போது அதிகமாக சாப்பிட வாய்ப்பு இருக்கிறது. இதனால் மக்கள் எடை அதிகரிக்கும் சூழல் உருவாகிறது.

மக்கள் தூக்கமின்றி இருக்கும்போது நடக்கும் மற்றொரு விஷயம் என்னவென்றால், வளர்சிதை மாற்றத்தின்படி, இன்சுலின் செயல்திறன் படிப்படியாக குறைகிறது மேலும் சாப்பிடும் உணவுக்கு சமமாக குளுக்கோஸ் அளவு அதிக அளவு வரை உயருகிறது.

இதனால் பசிக்கும் தூக்கத்திற்கும் உள்ள தொடர்பு பாதிக்கப்பட்டு வளர்சிதை மாற்றங்களின் விளைவாக மக்களின் எடை கூடுவதற்கான சூழல் ஏற்படுகிறது. இந்த வளர்சிதை மாற்ற மாற்றங்கள் காரணமாக பலருக்கும் உடல் பருமன் மற்றும் நீரிழிவு நோய் ஏற்படுகிறது. மேலும் கடந்த 20 முதல் 40 ஆண்டுகளில் ஏற்பட்ட உடல் பருமன் மற்றும் நீரிழிவு அதிகரிப்பு நமது மக்கள்தொகையில் தூக்கக் காலத்தின் குறைவு மற்றும் நம் சமுதாயத்தில் தூக்கக் குறைவால் அதிகரித்த பிரச்சனைக்கு இணையாக உள்ளது.

ஆச்சரியப்படும் விதமாக, கொழுப்பு செல்களுக்கு கூட தூக்கம் என்பது கண்டிப்பாக தேவைப்படுகிறது. உதாரணமாக நன்றாக உறங்கி தூக்கத்தை பெற்ற ஒருவரின் கொழுப்பு செல்லுக்கும், தூக்கமின்மையால் பாதிக்கப்பட்ட ஒருவரின் கொழுப்பு செல்லுக்கும் திறன் வேறுபாடு அதிகமாக இருக்கும். அதாவது குளுக்கோஸ் போன்ற ஆற்றல் செயல்பாடுகள் மற்றும் வளர்சிதை மாற்றம் போன்றவற்றில் நன்கு ஓய்வு பெற்ற ஒருவரின் கொழுப்பு செல் திறன் மிகுந்ததாக இருக்கும்.

நமக்கு போதுமான தூக்கம் வராதபோது முழு உடலும் பாதிக்கப்படுகிறது. மேலும் தூக்கமின்மை என்பது மூளை மற்றும் உடலுக்கு மட்டும் அவசியமானது அல்ல நம் உணர்ச்சிகளுக்கு கூட தூக்கம் என்பது அவசியம். போதுமான தூக்கம் கிடைக்காத போது நாம் மிகவும் கொந்தளிப்பவர்களாக ஆகிறோம்.

தூக்கமின்மையால் மனச்சோர்வின் ஆபத்து அதிகரிக்கிறது இதனால் தற்கொலை எண்ணம், கவலைக் கோளாறுகள் அதிகரிக்கும். அதாவது நாம் உணர்ச்சி ரீதியாக சவாலான சூழ்நிலையை எதிர்கொள்ளும்போது அதனை எதிர்கொள்வதற்கு தேவையான நமது திறன் பலவீனமடைகிறது. அமிக்டாலா என்பது மூளையின் ஒரு பகுதி, இது உணர்ச்சிபூர்வமான பதிலளிப்புக்கு பொறுப்பாகும்.

தூக்க குறைபாட்டினால், உயர்நிலைப் பள்ளியில் படிக்கும் ஐந்து பேரில் ஒருவருக்கு கவனக் குறைபாடு ஹைபராக்டிவிட்டி கோளாறு இருப்பது கண்டறியப்பட்டுள்ளது.

கவனம் செலுத்துவதில் சிரமம், என்பது தூக்கமின்மையின் விளைவுகளில் மிகவும் முக்கியமானது. உணர்ச்சியை கட்டுப்படுத்த இயலாமை, இது தூக்கமின்மையின் விளைவுகளில் மற்றொன்றாகும். அதாவது கோபத்தை கட்டுக்குள் வைக்க இயலாமை.

மருத்துவர்: 11

துாக்கக் கோளாறுகள்:

தூக்கக் கோளாறுகளில் மிகவும் பொதுவான ஒன்று தூக்கமின்மை. மற்றொரு மிகவும் பொதுவான ஒன்று தூக்கத்தில் மூச்சுத்திணறல். இது மூன்று ஆண்களில் ஒருவரையும், ஆறு பெண்களில் ஒருவரையும் பாதிக்கிறது. தூக்கத்தில் குறட்டை விடுவது, தூக்கத்தில்

மூச்சுத்திணறல் ஏற்படுவதற்கான அறிகுறிகளில் ஒன்றாகும்.

தூக்கமின்மை கோளாறுகள் இருதய இறப்பு அபாயத்தை வியக்கத்தக்க வகையில் 420%அதிகரிக்கிறது. எனவே இது மிகவும் ஆபத்தான நிலை ஆகும். நீங்கள் ஆபத்தில் இருப்பதாக நினைத்தால், நீங்கள் உண்மையில் உங்கள் மருத்துவரிடம் சென்று அதை மதிப்பீடு செய்ய வேண்டியது அவசியம்.

மருத்துவர்: 12

தூக்க திருடர்கள்:

உங்கள் கல்லறையில் உங்களுக்கு போதுமான தூக்கம் கிடைக்கும் என்று பெஞ்சமின் பிராங்க்ளின் கூறினார். உங்களுக்கு போதுமான தூக்கம் இல்லையென்றால் நீங்கள் விரைவில் அங்கு செல்வீர்கள் என்று சொல்லலாம்.

சரி, நம் தூக்கத்தை திருடும் விஷயங்கள் என்னென்ன? அவற்றில் ஒன்று ஒப்பீட்டளவில் புதிய கண்டுபிடிப்புகளான இந்த மின்னணு சாதனம், ஐபேட் அல்லது டேப்லெட். இந்த புதிய கண்டுபிடிப்புகளால் நமக்கு இரண்டு சிக்கல்கள் ஏற்படுகின்றன.

ஒன்று நம் கவனத்தை திசை திருப்பி படுக்கைக்குச் செல்ல விரும்புவதைத் தடுப்பது, மற்றொன்று நீலநிற செறிவூட்டப்பட்ட ஒளியில் நம்முடைய கண்களை மூழ்க செய்வது. இது இரவில் தூங்க உதவும் மெலடோனின் என்ற ஹார்மோனின் வெளியீட்டை அடக்குகிறது.

மேலும் இது நமது சர்க்காடியன் தாளத்தை ஒரு மணி நேரத்திற்கு மாற்றுகிறது, இதனால் காலையில் எழுந்திருப்பது நமக்கு மிகவும் கடினமாகிறது, மேலும் இது நம்மை காலையில் மிகவும் சோர்வாக உணர செய்கிறது.

காஃபின் ஆறு முதல் ஒன்பது மணி நேர அரை ஆயுளைக் கொண்டுள்ளது. அது மக்களை விழித்திருக்க வைக்கிறது, ஏனென்றால் அது இரத்தத்தில் நீண்ட நேரம் இருக்கிறது, மக்கள் விழித்திருக்க அதைப் பயன்படுத்துகிறார்கள். ஆனால் அது எவ்வளவு நேரம் நீடிக்கும் என்பதை அவர்கள் உணரவில்லை.

இதில் வேடிக்கையான விஷயம் என்னவென்றால் பலர் இரவு உணவிற்கு பிறகு காஃபி குடிப்பது தான். காலையில் அல்லது பகலில் காபி குடிப்பதால் எந்த ஒரு பிரச்சனையும் இல்லை ஆனால் இரவில் காஃபி குடிப்பது நமது தூக்கத்தை பெரிய அளவில் பாதிக்கும்.

காஃபின் ஆல் ஏற்படும் பக்க விளைவுகள் நபருக்கு நபர் வேறுபடும் என்றாலும் அது அனைவரின் தூக்கத்தையும் சீர்குலைக்கிறது என்பதை யாராலும் மறுக்க முடியாது.

நல்ல தூக்கத்தைப் பெறுவதே நம் அனைவரின் குறிக்கோள். ஆகையால் நல்ல தூக்கம் மற்றும் போதுமான அளவு தூக்கம் பெற, நாம் தூக்கத்திற்கு முன்னுரிமை அளிக்க வேண்டும். அதனால் நீங்கள் செய்ய வேண்டிய முக்கியமான விஷயம் என்னவென்றால் தூக்கத்தில் இருந்து எழுந்திருக்க அலாரம் வைக்காமல் தூங்குவதற்கு அலாரம் வையுங்கள். அதுவே உங்களுக்கு நல்ல தூக்கத்தை தரும். காலையில் சீக்கிரம் எழுந்திருக்க அலாரம் வைக்காதீர்கள். அலாரம் வைத்து சீக்கிரம் தூங்க முயலுங்கள்.

மருத்துவர்: 13

மெலடோனின்:

மெலடோனின் என்பது தூக்கத்தை தூண்டும் ஹார்மோன் ஆகும். இது மூளையில் பினியல் சுரப்பி எனப்படும் ஒரு சிறிய நாளமில்லா சுரப்பியில் உற்பத்தி செய்யப்படுகிறது, அதே போல் விழித்திரை மற்றும் மேலும் பல உறுப்புகளிலும் இந்த ஹார்மோன் உற்பத்தி

செய்யப்படுகிறது. இருப்பினும், பினியல் சுரப்பியில் உற்பத்தி செய்யப்படும் மெலடோனின், இரத்த ஓட்டத்தில் உள்ள மெலடோனின் அளவுகளில் அதிக அளவில் பங்களிக்கிறது.

பினியல் சுரப்பியில் மெலடோனின் உற்பத்தி மற்றும் இரத்த ஓட்டத்தில் மெலடோனின் அளவு ஆகியவை இரவில் மிக அதிகமாக இருக்கும். நம் இரத்தத்தில் உள்ள மெலடோனின் அளவு நமக்குள் ஒரு இயற்கை கடிகாரத்தை அமைக்கிறது. இந்த காடிகாரத்தினை அடிப்படையாக கொண்டே நமது உடலில் பெரும்பாலான செயல்பாடுகள் நெறிமுறை படுத்தப்படுகிறது.

இரவில் இந்த மெலடோனின் அளவு அதிகரிக்கும் போது நமக்கு தூக்கம் வருகிறது. நீல அலைநீள ஒளி நமது தோலின் மீதோ அல்லது விழித்திரையின் மீதோ படும் போது இரவில் இந்த மெலடோனின் உற்பத்தி தடுக்கப்படுகிறது. எனவே படுக்கைக்கு போகும் முன் நீல அலைநீள ஒளியை வெளிவிடும் மின்னணு சாதனங்களைப் பயன்படுத்துவதைத் தவிர்ப்பது நல்லது.

மெலடோனின் அளவுகளில் ஏற்படும் மாற்றங்களை கொண்டு இரவின் நீளத்தை பற்றி உடல் புரிந்து கொள்கிறது. உதாரணமாக இது மூளைக்கு பருவ காலங்களைப் பற்றிய தகவலை உடலுக்கு வழங்குகிறது. சில விலங்குகளில், இந்த பருவகால மாற்ற தகவல்கள் இனப்பெருக்கம், உறக்கநிலை மற்றும் இடம்பெயர்வு போன்றவற்றை கட்டுப்படுத்த உதவுகிறது.

மருத்துவர்: 14

தூக்கத்தின் தரம்:

உங்களுக்கு தூக்கத்தின் போது மூச்சுத்திணறல் போன்ற தூக்கக் கோளாறு இருந்தால், உங்களால் சரியாக மூச்சுவிடவும் தூங்கவும் இயலாது, இதனால் உங்களால் நல்ல தரமான தூக்கத்தை பெற

முடியாமல் போகும். மேலும் இது உங்கள் செயல்படும் திறனில் பிரச்சனைகளை ஏற்படுத்தும்.

நமக்குத் தேவையான தரமான தூக்கம் சரியாக கிடைத்தால், நாம் அதிக எச்சரிக்கையுடன் இருப்போம், நாம் சிறப்பாகச் செயல்படுவோம், நமது விளையாட்டு செயல்திறன், நமது அறிவாற்றல் செயல்திறன் மேம்படும். நாம் எப்போதும் விழிப்புடன் இருப்போம், உண்மையில் நாம் மற்றவர்களை மிகவும் கவர்ந்திழுப்போம்.

அமெரிக்க மருத்துவ சங்கத்தின் ஜர்னலில் வெளியிடப்பட்ட ஒரு ஆய்வு உள்ளது, அதாவது பல நபர்களை தேர்ந்தெடுத்து அவர்கள் நன்றாக உறங்கிய பிறகு எடுத்த புகைப்படங்களையும் போதிய தூக்கம் இல்லாத போது எடுத்த போது எடுத்த புகைப்படங்களையும் பல்வேறு நபர்களிடம் கொடுத்து கருத்து கேட்ட போது பெரும்பாலும் அனைவரும் நன்றாக உறங்கிய பிறகு எடுத்த புகைப்படங்களையே பிடித்திருந்தது என்று கூறியுள்ளார்கள்.

மருத்துவர்: 15

எலிகள் தூக்கமின்றி இருந்தால் அவை இறந்துவிடும் இது உங்களுக்கு தெரியுமா? இரண்டு வாரங்களுக்கு ஒரு எலி தூக்கம் இல்லாமல் இருந்தால், அது இறந்துவிடும். எலிகளுக்கு தூக்கம் என்பது எப்படி அவசியமோ அதை போலவே மனிதர்களுக்கும் தூக்கம் என்பது மிகவும் முக்கியமானது.

கடல் வாழ் உயிரினங்கள் எவ்வாறு தூங்குகின்றன என்று உங்களுக்கு தெரியுமா? கடல் வாழ் உயிரினங்கள் நம்மை போல் முழுமையான ஆழ்ந்த உறக்கத்திற்கு சென்றால் அவை மூழ்கிவிடும் அல்லது நீரோட்டத்தில் அடித்து செல்லப்படும். அப்படி என்றால் அவைகள் எப்படி தூங்குகின்றன? பெரும்பாலான கடல் வாழ் உயிரினங்கள் முழுமையான ஆழ்ந்த உறக்கத்திற்கு செல்வதில்லை மாறாக மூளையின் ஒரு பகுதி மட்டுமே உறக்கத்திற்கு செல்லும். அதாவது

மூளையின் வலது பக்கம் உறக்கத்தில் இருந்தால் மூளையின் இடது பக்கம் விழிப்புடன் இருக்கும். அதைப்போலவே இடது பக்கம் உறக்கத்தில் இருந்தால் வலது பக்க மூளை விழிப்புடன் இருக்கும். இதிலிருந்து தூக்கத்தை யாராலும் தவிர்க்க முடியாது என்று உங்களுக்கு புரிந்திருக்கும்.

மருத்துவர்: 16

தடுப்பூசி:

ஒரு சில நபர்களை தேர்ந்தெடுத்து அவர்களுக்கு ஏதேனும் தடுப்பூசி கொடுத்து, இரண்டு வாரங்களுக்கு பிறகு அவர்களின் உடலில் உள்ள ஆன்டிபாடிகள் உற்பத்தியை ஆய்வு செய்து பார்த்தால், அதில் சில உண்மைகளை உங்களால் புரிந்து கொள்ள முடியும். அதாவது யாரெல்லாம் தினமும் நன்றாக உறங்கினார்களோ அவர்களின் உடலில் அதிகமாக ஆன்டிபாடிகள் உற்பத்தி ஆகி இருக்கும். ஆனால் யாரெல்லாம் சரியான உறக்கத்தை பெற முடியவில்லையோ அவர்கள் உடலில் குறைவான ஆன்டிபாடிகள் உற்பத்தி ஆகி இருக்கும்.

இன்சுலின் கட்டுப்பாடு:

கல்லூரி மாணவர்களை கொண்டு ஒரு ஆய்வு நடத்தப்பட்டது. அந்த ஆய்வில் உட்படுத்தப்பட்ட மாணவர்கள் தினமும் நான்கு மணி நேரம் மட்டுமே தூங்க வேண்டும் என்று கட்டாயப்படுத்தப்பட்டனர். இது போல் தொடர்ந்து ஐந்து நாட்களுக்கு அந்த மாணவர்கள் நாள் ஒன்றுக்கு வெறும் நான்கு மணி நேரம் மட்டுமே தூங்க அனுமதிக்கப்பட்டனர். ஐந்து நாட்களுக்கு பிறகு அந்த ஆய்வுக்கு உட்படுத்தப்பட்ட மாணவர்களின் இரத்தம் பரிசோதிக்கப்பட்டது. அந்த பரிசோதனையில் அவர்களின் உடலில் இன்சுலின் செயல்திறன் குறிப்பிட தக்க வகையில் குறைந்திருப்பது கண்டறியப்பட்டது. அதாவது ஆய்வுக்கு உட்படுத்தப்பட்ட மாணவர்களுக்கும் நீரிழிவு நோய் உள்ளவர்களுக்கும் ஒரே மாதிரியான இன்சுலின் செயல்திறன்

இருந்தது என்பது குறிப்பிடத்தக்கது.

<h2 style="text-align:center">மருத்துவர்: 17</h2>

<h3 style="text-align:center">தூக்கம் மற்றும் நினைவாற்றல்:</h3>

தூக்கத்திற்கும், நினைவாற்றலுக்கும் மிகப்பெரிய தொடர்பு இருக்கிறது. அதாவது தினமும் நல்ல தூக்கம் பெற்றவர்களின் நினைவாற்றல் மிகவும் சிறப்பாக இருக்கும். சரியான உறக்கத்தை பெறாதவர்களின் நினைவாற்றல் படிப்படியாக குறையும்.

உங்களுக்கு புரியும்படி கூற வேண்டும் என்றால், நீங்கள் சிறு வயதில் குழந்தையாக இருந்த போது நடந்த நிகழ்வுகள் கூட இன்று வரை அழியாமல் உங்கள் மனதில் அப்படியே இருக்கும் ஆனால் சில வருடங்களுக்கு முன் நடந்த நிகழ்வுகளை கூட உங்களால் ஞாபகப்படுத்த முடியாத அளவுக்கு மறந்து போயிருக்கும். இதற்கு காரணம் என்ன தெரியுமா? குழந்தைகள் எப்போதும் தன்னுடைய தூக்கத்தை தவிர்த்து விடுவதில்லை. அவர்கள் தங்களுடைய தூக்கத்தை முழுமையாக அனுபவிக்கின்றனர். ஆனால் நாம் வளர்ந்த பிறகு போதுமான தூக்கத்தை பெறாமல் தவிர்த்து விடுகிறோம். இதனால் நம் மூளையின் நினைவாற்றல் விகிதம் படிப்படியாக குறைந்து கொண்டே போகிறது. இதனால் நேற்று நடந்ததை கூட நம்மால் நினைவு கூற முடியாமல் போகிறது.

<h3 style="text-align:center">தூக்கம் மற்றும் கற்றல்:</h3>

தூக்கம் என்பது சிறப்பான நினைவாற்றலுக்கு மிகவும் முக்கியமானது என்பதை பார்த்தோம் அதைப்போலவே தூக்கம் என்பது நாம் புதிய விஷயங்களை கற்று கொள்வதற்கும், திறமைகளை வளர்த்துக் கொள்வதற்கும் மிகவும் முக்கியமானது ஆகும்.

நீங்கள் ஏதேனும் ஒன்றை கற்று கொள்வதற்கு முன்போ அல்லது ஏதேனும் திறமையை வளர்த்துக் கொள்வதற்கு முன்போ நன்றாக தூங்கி இருக்க வேண்டும் என்பது அவசியமில்லை. ஆனால் நீங்கள் கற்றுக் கொண்டதை அல்லது வளர்த்துக் கொண்டதை உங்கள் மனதில் ஆழமாக பதிவதற்காக கற்று கொண்ட பிறகு அல்லது பயிற்சி செய்த பிறகு நன்றாக தூங்க வேண்டியது மிகவும் அவசியம் ஆகும். அப்போது தான் நீங்கள் கற்றுக்கொண்ட விஷயங்கள் உங்கள் மனதில் நன்றாக பதிய ஆரம்பிக்கும்.

நீங்கள் எதையாவது கற்றுக்கொண்ட பிறகு நீங்கள் உங்கள் தூக்கத்தை குறைக்க நினைத்தால், நீங்கள் கற்று கொண்ட அனைத்தும் உங்கள் நினைவில் இருந்து படிப்படியாக அழிந்து விடும். அதாவது நீங்கள் எதையாவது கற்றுக்கொண்ட பிறகு நீங்கள் பெறும் தூக்கம் என்பது நீங்கள் கற்று கொள்வதற்கு முன் நீங்கள் பெற்ற தூக்கத்தை விட முக்கியமானது.

நம் நினைவுகளில் நாம் வேகமாக செயல்பட அல்லது வலிமை பட தூக்கம் மிகவும் சிக்கலான பல விஷயங்களை செய்கிறது. இதை புரிந்து கொள்வது சிறிது கடினம். அதாவது எளிதாக கூற வேண்டும் என்றால் நீங்கள் உங்கள் திறமையையும், நினைவாற்றலையும் வளர்த்துக் கொள்ள நினைத்தால் நீங்கள் நன்றாக தூங்க வேண்டும் என்பது தான்.

விழிப்புணர்வு மற்றும் சிறப்பான அறிவாற்றல் செயல்பாட்டை பெறுவதற்கு, உங்கள் நோயெதிர்ப்பு சக்தியை மேம்படுத்துவதற்கு, ஹார்மோன் கட்டுப்பாடு மற்றும் எடையை பராமரிப்பதற்கு, பீட்டா அமிலாய்டு உருவாக்கம் மற்றும் அல்சைமர்ஸை தடுப்பதற்கு, தூக்கத்தை சார்ந்த கற்றல் மற்றும் நினைவாற்றல் ஒருங்கிணைப்பு சிறப்பாக செயல்படுவதற்கு, அழகாக இருப்பதற்கு நீங்கள் நன்றாக தூங்க வேண்டும்.

அப்படி இல்லாமல் வேறு விதமாகச் சொன்னால், உங்களுக்கு போதுமான தூக்கம் கிடைக்கவில்லை என்றால், நீங்கள் முட்டாள்தனமாகவும், சோம்பேறியாகவும், அசிங்கமாகவும், மகிழ்ச்சியற்றவராகவும் இருப்பீர்கள். தேர்வு உங்களுடையது.

இத்துடன் குறைந்த தூக்கத்தை பற்றி மருத்துவர்கள் கூறிய கருத்துக்கள் முடிவு பெற்றது.

கதையின் ஆரம்பம்:

ஒரு உண்மையை சொல்லவா! இதுவரை நாம் பார்த்த தகவல்கள் அனைத்தும் பொய். உண்மையான கதையின் ஆரம்பம் இதிலிருந்து தான் தொடர்கிறது. நாம் மேலே பார்த்த தகவல்கள் அனைத்தும் மருத்துவர்களால் கூறப்பட்ட பொய்யான தகவல்கள் ஆகும். இரண்டு வருடங்களாக நான் ஆய்வு செய்ததில் மேலே உள்ள தகவல்களை தான் அனைத்து மருத்துவர்களும் விஞ்ஞானிகளும் பரிந்துரைக்கிறார்கள் என்று நான் கண்டறிந்தேன். ஆனால் அதன் பிறகு எனக்கு தெரியவந்த உண்மை என்னவென்றால் உலகில் அதிகமாக தூக்க மாத்திரைகளை பயன்படுத்துபவர்களும் அல்சைமர் நோயால் அதிகமாக பாதிக்கப்படுபவர்களும் இந்த மருத்துவர்களும் விஞ்ஞானிகளும் தான்.

இவர்கள் தங்களையே பாதுகாத்து கொள்ள முடியவில்லை அப்படி இருக்கையில் இவர்கள் கூறுவது மட்டும் எப்படி சரியாக இருக்கும்? எந்த ஒரு நோய்க்கும் முதலில் தூக்க மாத்திரைகளை பரிந்துரைக்கும் மருத்துவர்களை கொண்டு தூக்கத்திற்கான விடையை கண்டுபிடிப்பது முட்டாள்தனம் என்பதை பிறகு உணர்ந்து கொண்டேன்.

நன்றாக தூங்கினால் அனைத்து பிரச்சனைகளும் சரியாகி விடும் என்பது மருத்துவர்கள் கூறும் பொதுவான கருத்து. நன்றாக தூங்கினால் அனைத்து பிரச்சனைகளும் சரியாகி விடும் என்பது சாதாரண மனிதனுக்கு கூட தெரிந்த விஷயம் இருப்பினும் மிகப்பெரிய

மருத்துவ படிப்புகளை படித்த மருத்துவர்களும் இதையே கூறுவது வேடிக்கையாக உள்ளது.

மருத்துவர்கள் கூறுவது எப்படி இருக்கிறது என்றால், " உன்னிடம் அதிகளவில் பணம் இருந்தால் இந்த உலகில் எதை வேண்டுமானாலும் வாங்கலாம்" என்பதை போன்றது. பணம் இருந்தால் எதை வேண்டுமானாலும் வாங்கலாம் என்பது இந்த உலகில் உள்ள அனைவருக்குமே தெரியும். இதை ஒருவர் கூறி தான் தெரிந்து கொள்ள வேண்டிய அவசியம் இல்லை.

தூக்க மாத்திரைகளை கொடுத்து தூங்க வைக்கும் மருத்துவர்களால், நன்றாக தூங்குவது எப்படி என்பதற்கான விடையை எப்படி அளிக்க முடியும். உண்மை என்னவென்றால் உலகில் உள்ள அனைத்து மக்களும் தினமும் நல்ல தூக்கத்தை பெற்று விட்டால் மருத்துவமனைகளும், மருத்துவர்களும் இந்த உலகத்திற்கு தேவையில்லாத சூழ்நிலை உருவாகும். அப்படி இருக்கையில் மருத்துவர்கள் எப்படி நன்றாக தூங்குவதை பற்றி கூறுவார்கள்?

பணத்தின் மதிப்பை பற்றி அனைவருக்கும் தெரியும். ஆனால் அதனை எவ்வாறு அதிகமாக சம்பாதிக்க முடியும் என்பது சிலருக்கு மட்டுமே தெரியும். அதைப்போலவே தூக்கத்தின் மதிப்பை பற்றி அனைவருக்கும் தெரியும். ஆனால் நன்றாக தூங்குவது எப்படி? என்பது சிலருக்கு மட்டுமே தெரியும். சிலருக்கு மட்டுமே தெரிந்த தூக்கத்திற்கான ரகசியங்களை நான் உங்களிடம் இப்போது பகிர்ந்து கொள்ள போகிறேன்.

மேலே மருத்துவர்கள் கூறிய தகவல்களை மறந்து விடுங்கள். இனி நான் கூறப்போகும் தகவல்களை சற்று கவனமாக படியுங்கள். நான் கூறுவதை புரிந்து கொள்வதற்கு சற்று கடினமாக கூட இருக்கலாம். ஆகையால் எந்த ஒரு பகுதியையும் தவிர்த்து விடாமல் மிகவும் கவனமாக படியுங்கள்.

தூக்கம் என்றால் என்ன?

தூக்கம் என்பது அனைத்து உயிரினங்களுக்கும் மிகவும் அவசியமான ஒன்று. தூக்கம் இல்லாமல் எந்த ஒரு உயிரினத்தாலும் தொடர்ந்து உயிர் வாழ முடியாது. தூக்கம் என்பது உணவை போன்றது ஆகும். உணவில்லாமல் எந்தவொரு உயிரினத்தாலும் சில நாட்களுக்கு மேல் உயிர் வாழ முடியாது. அதைப்போலவே தூக்கம் இல்லாமலும் சில நாட்களுக்கு மேல் எந்தவொரு உயிரினத்தாலும் உயிர் வாழ முடியாது.

உணவு என்பது ஒருவரின் வயது, உடலுக்கு தேவையான சத்துக்கள், உடலுக்கு தேவைப்படும் கலோரியின் அளவு, சுற்றுச்சூழல், பருவகாலம், உடல்நிலை ஆகியவற்றை சார்ந்து நபருக்கு நபர் வேறுபடும். அதைப்போலவே தூக்கம் என்பதும் பல்வேறு காரணங்களின் அடிப்படையில் நபருக்கு நபர் வேறுபடுகிறது.

உலகில் உள்ள அனைத்து வயது மக்களும் ஒரே மாதிரியான, ஒரே வகையான, ஒரே அளவு உள்ள உணவை சாப்பிட முடியாது. ஏனெனில் உலகில் உள்ள அனைத்து வயது மக்களும் ஒரே அளவு உள்ள ஒரே வகையான உணவை உண்ணும் போது அவர்களின் உடலால் அதனை ஏற்றுக் கொள்ள முடியாது. இதனால் சுமார் 90 சதவீத மக்கள் உடல் ரீதியாக பாதிக்கப்படுவார்கள்.

அதைப்போலவே உலகில் உள்ள அனைத்து வயது மக்களும் ஒரே மாதிரியான தூக்கத்தை பெற முடியாது. ஒருவரின் உடலுக்கு ஏற்ற வகையில் உணவானது எப்படி வேறுபடுமோ அதைப்போலவே ஒருவரின் உடல் பெறும் தூக்கத்தின் அளவும் நபருக்கு நபர் வேறுபடும்.

ஆனால் உண்மை என்னவென்றால் ஒருவர் தன் உடலுக்கு தேவையான சரியான உணவை தேர்ந்தெடுப்பது என்பது இங்கு உண்மையான பிரச்சினை கிடையாது. எந்தவொரு உணவிற்கும் ஏற்ற வகையில் உடலை பழகி கொள்ள வேண்டும் என்பதே இங்கு

இருக்கும் உண்மையான பிரச்சினை. எந்த ஒரு உணவையும் ஏற்றுக் கொள்ளும் உடலை பெற்றிருப்பவர்கள் மிகவும் ஆரோக்கியமாக இருப்பார்கள். எனக்கு இது பிடிக்காது, அது பிடிக்காது, எனக்கு இது ஒவ்வாமை ஏற்படுத்தும், இதை சாப்பிட்டால் எனக்கு தலை வலிக்கும், அதை சாப்பிட்டால் எனக்கு வயிறு வலிக்கும், இதை சாப்பிட்டால் எனக்கு காய்ச்சல் வரும் என்று கூறுபவர்களுக்கு உடலில் சத்து குறைபாடு இருப்பதையும் அல்லது அவர்கள் பலவீனமான உடலை பெற்றிருப்பதையும் காணலாம்.

உலகில் உள்ள அனைவரும் தனக்கேற்ற வகையில், தனக்கு மிகவும் பிடித்த உணவை மட்டும் தேர்ந்தெடுத்து உண்கின்றனர். பிடித்த உணவுகளை சாப்பிடுவதால் உடலுக்கு எந்த பிரச்சனையும் ஏற்படாது மேலும் பிடித்த உணவை உண்ணும் போது உடலுக்கு நன்மை தான் ஏற்படுகிறது. இருப்பினும் எனக்கு இந்த உணவு பிடிக்காது என்று கூறி ஒரு உணவை சாப்பிடாமல் இருப்பது உடலுக்கு பலமடங்கு தீங்கு ஏற்படுத்தும். அதாவது பிடித்த உணவுகளை சாப்பிட வேண்டியது மிகவும் அவசியம். அதேசமயம் பிடிக்காது என்று கூறாமல் இருப்பது அதை விட அவசியம்.

இதனை புரிந்து கொள்வது சற்று கடினமாக இருக்கும் ஆகையால் கொஞ்சம் கவனமாக படியுங்கள். இந்த உலகில் உள்ள ஒவ்வொருவருக்கும் பிடிக்காத உணவுகள் என்பது உண்மையில் கிடையாது. இந்த உலகில் உள்ள அனைத்து மக்களும் அனைத்து வகையான உணவுகளையும் பிடித்து சாப்பிட முடியும். எனக்கு இது பிடிக்காது என்று நாம் கூறும் வார்த்தை அந்த சமயத்தில் நமக்கு ஏற்படும் உணர்வு மட்டுமே ஆகும். இந்த உணர்வை கண்டிப்பாக நம்மால் மாற்ற முடியும். நேற்று உங்களுக்கு மிகவும் பிடித்த உணவு இன்று உங்களுக்கு பிடிக்காமல் போய் இருக்கலாம். இன்று உங்களுக்கு மிகவும் பிடித்திருக்கும் உணவு ஒரு சமயத்தில் உங்களுக்கு சுத்தமாக பிடிக்காமல் இருந்திருக்கலாம்.

பிடித்த உணவை உண்பவர்கள் மிகவும் ஆரோக்கியமாக இருப்பார்கள். பிடிக்காத உணவுகளை ஒதுக்கிவிட்டு பிடித்த உணவை மட்டும் உண்பவர்கள் ஆரோக்கியமற்றவர்களாக இருப்பார்கள். இதனை புரிந்து கொள்வது சற்று கடினம் என்பதால் உங்களுக்கு இது விளங்கவில்லை என்றால் மீண்டும் ஒருமுறை படியுங்கள்.

நமக்கு ஒரு உணவை பிடிப்பதற்கான முக்கிய காரணம், அந்த உணவிற்கு ஏற்றவாறு நமது உடல் பழகிக் கொள்வதே ஆகும். ஒருசில உணவுகளுக்கு மட்டுமே ஏற்ற வகையில் நமது உடலை பழகிக் கொள்வதை விட அனைத்து வகையான உணவிற்கும் ஏற்ற வகையில் உடலை பழகிக் கொள்ளும் போது நம்மால் மிகவும் ஆரோக்கியமான உடலை பெற முடியும்.

எளிமையாக கூற வேண்டும் என்றால் ஒரு சில பிடித்த உணவுகளை மட்டுமே சாப்பிடாமல் அதிக அளவில் பிடித்த உணவுகளை சாப்பிடுவது நமது உடலுக்கு மிகவும் நல்லது.

ஒரு சில உணவுகளுக்கு மட்டுமே நம் உடலை பழகி கொள்ளும் போது உணவின் மீதான நமது ஆர்வம் நாளடைவில் குறைய ஆரம்பிக்கும். நாட்கள் செல்லச் செல்ல நமக்கு மிகவும் பிடித்த உணவை கூட நம்மால் அதிகம் சாப்பிட முடியாமல் போகும். அதன் பிறகு நமக்கு பிடிக்காத புதிய வகை உணவுகளை நம்மால் நினைத்து கூட பார்க்க முடியாது. ஏனெனில் திடீரென புதிய வகை உணவுகளை நாம் சாப்பிடும்போது நமக்கு ஒவ்வாமை ஏற்பட்டு நமது உடலால் அதனை ஏற்றுக் கொள்ள முடியாமல் அந்த உணவு செரிமானம் அடையாமல் போகும். இதனால் நமது உடலுக்கு ஏற்ற உணவுகளின் எண்ணிக்கை நாளடைவில் குறைய ஆரம்பிக்கும். இறுதியாக எந்த ஒரு உணவையும் நமது உடல் ஏற்றுக் கொள்ளாத நிலை ஏற்படலாம். அந்த சமயத்தில் நமது உடலை கட்டாய படுத்தும் போது அது மிகவும் சிரமப்படும்.

நம் உடலுக்கு ஏற்ற உணவை சாப்பிட வேண்டும் என்பது மிகவும் அவசியமான ஒன்றாகும். அதற்கு முன்பு அந்த உணவிற்கு ஏற்ற வகையில் நமது உடலை பழகிக் கொள்ள வேண்டும் என்பது அதைவிட அவசியமான ஒன்றாகும். எந்த ஒரு புதிய உணவுக்கும் ஏற்ற வகையில் உடலை பழகிக் கொள்வதற்கு ஆரம்ப காலத்தில் அந்த உணவை நாம் சிரமப்பட்டு உண்ண வேண்டிய நிலை இருக்கும். பிறகு சிறிது காலம் கழித்து அதே உணவு நமக்கு மிகவும் பிடித்த உணவாக மாறிவிடும். ஆரம்பத்தில் அந்த உணவு நமக்கு பிடிக்காமல் இருந்தாலும் நாளடைவில் அதே உணவு நமக்கு மிகவும் பிடித்த உணவாக மாறிவிடுவதால் நம் உடலுக்கு பிடித்த பல வகையான உணவுகளை உண்டு நம்மால் ஆரோக்கியமாக இருக்க முடியும்.

தூக்கமும் கிட்டத்தட்ட உணவை போன்றது தான். எப்படி அனைவரும் தனக்கு பிடிக்காத உணவுகளை ஒதுக்கிவிட்டு பிடித்த உணவை மட்டும் உண்கிறார்களோ அதைப்போலவே அனைவரும் தனக்கு பிடித்த சமயத்தில் மட்டும் தூங்குகிறார்கள் பிடிக்காத சமயங்களில் தூங்காமல் விட்டுவிடுகிறார்கள். நம் உடலுக்கு ஏற்றவாறு தூக்கத்தை பழக்குவதற்கு பதிலாக, தூக்கத்திற்கு ஏற்றவாறு உடலை பழகிக் கொள்ளவதே மிகவும் சிறந்த செயல் முறை ஆகும்.

தூக்கம் என்பது ஒரு அனிச்சை செயல்பாடு ஆகும். இது நம்முடைய கட்டுப்பாட்டில் இல்லாமல் தானாக நடைபெறும் செயல்முறை ஆகும். நம்முடைய தூங்கும் செயலும் சரி, விழித்து கொள்ளும் செயலும் சரி நம்முடைய உடலில் தானாக நடைபெறுகிறது. இவ்வாறு தூக்கம் தானாக நடைபெறும் செயலாக இருக்கும் போது நாம் சில சமயங்களில் தூங்க முடியாமல் கஷ்டப்படுகிறோம், சில சமயங்களில் தூக்கத்தில் இருந்து விழித்து கொள்ள முடியாமல் கஷ்டப்படுகிறோம்.

பிடிக்காத உணவுகளை ஒதுக்கிவிட்டு பிடித்த உணவுகளை மட்டுமே உண்ணும் போது சிறிது காலத்திற்கு பிறகு நமது உடல் எந்த ஒரு உணவையும் ஏற்றுக் கொள்ளாமல் ஆரோக்கியமற்றதாக மாறிவிடும்.

இதைப்போலவே பலரும் தனக்கு பிடித்த நேரத்தில் மட்டுமே தூங்கி, பிடிக்காத நேரத்தில் தூங்காமல் இருந்து உடலை ஆரோக்கியமற்றதாக மாற்றிவிட்டார்கள். அதன்பிறகு பலரும் போதுமான தூக்கம் பெறமுடியாமல்

பாதிக்கப்படுகிறார்கள். சிலர் அதிக நேரம் தூங்கியும் தூக்கத்தில் இருந்து விழித்து கொள்ள முடியாமல் கஷ்டப்படுகிறார்கள். எந்த ஒரு சமயத்திலும் படுத்து கண்களை மூடி தூங்க முடிய வேண்டும் அதேசமயம் எந்த ஒரு சமயத்திலும் தூங்காமல் விழித்துக் கொள்ளவும் இருக்க முடிய வேண்டும். அதாவது தூக்கத்தை எவன் ஒருவனால் முழுமையாக கட்டுபடுத்த முடிகிறதோ அவனால் முழுமையான தூக்கத்தை எளிதாக பெற முடியும். மற்றப்படி தூக்கம் வரும் போது மட்டுமே தூங்க முடிபவர்களளால் என்றுமே முழுமையான தூக்கத்தை பெற முடியாது.

அதாவது தூக்கம் வராத சமயத்திலும் கண்களை மூடி ஒரு சில நிமிடங்களில் தூங்க முடிய வேண்டும். அதேபோல் கட்டுப்படுத்த முடியாத அளவுக்கு தூக்கம் வருகின்ற போதும் விழிப்புணர்வுடன் இருக்க முடிய வேண்டும். இதில் முக்கியமான விஷயம் என்னவென்றால், நாம் நீண்ட நேரம் தூங்குவதால் தான் பொதுவாக நம்மால் தூக்கத்தை கட்டுப்படுத்த முடியாமல் போகிறது. ஆனால் மருத்துவர்களோ நீண்ட நேரம் தூங்க வேண்டும் என்று பரிந்துரைக்கிறார்கள். ஆனால் உண்மையில் நீண்ட நேரம் தூங்குவதால் தான் நம்மால் போதுமான தூக்கத்தை பெற முடிவதில்லை.

அதிக நேரம் தூங்குவது:

தனக்கு பிடித்த நேரத்தில் அல்லது தூக்கம் வரும் சமயத்தில் அல்லது தனக்கு தேவைப்படும் நேரத்தில் மட்டும் தூங்கும் போது நாம் சில நேரங்களில் குறைவான நேரம் தூங்குகிறோம் ஆனால் பல நேரங்களில் நாம் அதிக நேரம் தூங்குகிறோம். குறைவான நேரம்

தூங்கினால் நம்மால் போதுமான தூக்கத்தை பெற முடியாது அதைப்போலவே அதிக நேரம் தூங்கினாலும் நம்மால் போதுமான தூக்கத்தை பெற முடியாது. மேலும் நம்மால் தூக்கத்தை கட்டுப்படுத்தவும் முடியாது. அதிகமாக தூங்கும் போது நம்முடைய தூக்கத்தை கட்டுப்படுத்தும் திறன் பாதிக்கப்படுவதோடு அல்லாமல் கூடுதலாக சில பிரச்சினைகளும் ஏற்படும்.

அதிக நேரம் தூங்குவதால் ஏற்படும் பிரச்சனைகள் சில:

அதிக நேரம் தூங்குவதால் ஏற்படும் முதல் பிரச்சனை உடல் எடை அதிகரிப்பு ஆகும். தூக்கத்தின் போது நமது உடலில் மிகவும் குறைந்த அளவில் மட்டுமே ஆற்றல் செயல்படுத்தப்படுகிறது. மிகக் குறைந்த கலோரி செயல்பாடு நாம் தூங்கும் போது நிகழ்வதால், மீதமிருக்கும் கலோரிகள் உடலில் தங்கி உடலின் எடையை அதிகரிக்க செய்கிறது. உங்களுக்கு போதுமான தூக்கத்திற்கு மேல் நீங்கள் தூங்கும் ஒவ்வொரு மணிநேரமும் வருடத்திற்கு சுமார் 20% அளவுக்கு உடலின் எடையை அதிகரிக்க செய்கிறது.

அதிக தூக்கத்துடன் தொடர்புடைய மற்றொரு பிரச்சனை முதுகு வலி, கை கால் வலி போன்று உடலில் பல்வேறு இடங்களில் வலி மற்றும் சுளுக்கு போன்றவற்றிற்கு வழி செய்கிறது. நீண்ட நேரம் படுத்துக் கொண்டே இருக்கும் போது உடலானது அந்த நிலைக்கு பழகிக் கொள்கிறது. பிறகு தூங்கி எழுந்து மற்ற வேலைகளை செய்யும் போது உடலானது சிரமமாக உணருகிறது இதனால் உடலில் பல்வேறு இடங்களில் வலி ஏற்படுகிறது.

அதிக தூக்கத்தால் ஏற்படும் மூன்றாவது பிரச்சனை முன்கூட்டியே வயதாகுதல். அதாவது சிறிய வயதிலேயே வயதான தோற்றத்தை அடைதல். வயதாகுவதற்கான காரணங்களில் மிக முக்கியமான காரணியாக கருதப்படுவது உடலின் கலோரி செயல்பாடு ஆகும். உடலில் கலோரி செயல்பாடு குறைய குறைய நமது ஆயுட்காலம் குறைந்து கொண்டே போகும். நமது உடலில் ஆயுட்கால கடிகாரம்

ஒன்று உள்ளது அது ஒவ்வொரு உயிரினத்திற்கும் அதன் மூலக்கூறு டிஎன்ஏவில் பதியப்பட்டுள்ளது. இந்த கடிகாரம் நமது உடலின் கலோரி செயல்பாட்டின் சாராசரி மதிப்பை கொண்டு கணக்கிடப்படுகிறது. நாம் நம்முடைய கலோரி செயல்பாட்டினை குறைக்க குறைக்க நமது ஆயுட்காலமும் குறைந்து கொண்டே போகும்.

இறுதியாக, அதிகமாக தூங்குபவர்களை பாதிக்கும் மிகப்பெரிய பிரச்சினைகளில் ஒன்று மன குழப்பம். நாம் அதிகமாக தூங்கும் போது நமக்கு ஒரு நாளைக்கு மிகவும் குறைந்த நேரம் மட்டுமே கிடைக்கும் இதனால் அந்த குறைந்த நேரத்தில் நாம் என்ன செய்ய வேண்டும் என்று புரியாமல் குழம்பி அந்த நாள் முழுவதையும் வீணடித்து விடுவோம். இதனால் நம் மனதில் அதிக அளவில் குழப்பங்கள் உருவாகி கொண்டே சென்று ஒரு சமயத்தில் அது ஒரு மனகுழப்ப நோயாக மாறி விடும். இறுதியாக நாம் என்ன செய்கின்றோம் என்று நமக்கே தெரியாமல், எந்த வேலையும் செய்ய முடியாதபடி ஒரு முழு சோம்பேறியாக மாறிவிடுவோம்.

இப்படி அதிகமாக தூங்குவதாலும் பல பிரச்சனைகள் ஏற்படுகின்றன. என்னை பொறுத்தவரை குறைவாக தூங்கும் போது எனக்கு ஏற்பட்ட பிரச்சினைகளை விட நான் அதிகமாக தூங்கும் போது ஏற்பட்ட பிரச்சினைகள் தான் அதிகம்.

ஒரு பிரச்சனைக்கு தீர்வு என்று நினைத்து அனைவரும் மற்றொரு பிரச்சனையில் சிக்கிக் கொள்கிறார்கள். அப்படி தான் போதிய தூக்கம் இல்லை என்று நினைத்து அனைவரும் தூக்கத்திற்கு அடிமைகளாக மாறிவிட்டார்கள்.

தூக்கம் என்பது அடிப்படையான ஒன்று தான் அதற்காக எட்டு மணி நேரம் அல்லது பத்து மணி நேரம் தூங்குவது என்பது தேவையில்லாத ஒன்று. ஒரு நாளைக்கு தேவையான முழுமையான தூக்கத்தை பெறுவதற்கு வெறும் நான்கு அல்லது ஐந்து மணி நேரங்களே போதுமானது. இருப்பினும் இது அவ்வளவு சுலபமான காரியமல்ல

ஏனெனில் சாதாரணமாக நான்கு அல்லது ஐந்து மணி நேரம் தூங்கினால் இது கிடைக்காது. அதற்கு முன் சில விஷயங்கள் பற்றி நீங்கள் தெரிந்து இருக்க வேண்டும் அப்போது தான் உங்களால் ஒரு நாளைக்கு தேவையான முழுமையான தூக்கத்தை வெறும் நான்கு அல்லது ஐந்து மணி நேரத்தில் பெற முடியும்.

சரி வாருங்கள் படிப்படியாக இதனை உங்களுக்கு விளக்குகிறேன். முதலில் நாம் தூக்கத்தின் இரண்டு முக்கிய விஷயங்களை பற்றி பார்ப்போம் அதாவது 1) ஆழ்ந்த தூக்கம் 2) ஓய்வு தூக்கம்.

ஆழ்ந்த தூக்கம் மற்றும் ஓய்வு தூக்கம்:

ஆழ்ந்த தூக்கத்திற்கும் ஓய்வு தூக்கத்திற்கும் நிறைய வித்தியாசம் உண்டு. இரண்டும் ஒன்றல்ல இவை இரண்டும் வெவ்வேறு செயல்களை குறிக்கிறது. உதாரணமாக நாம் பகலில் தூங்கும் தூக்கம், சாப்பிட்ட பிறகு தூங்கும் தூக்கம், கடுமையாக உழைத்து வேலை செய்த பிறகு தூங்கும் தூக்கம், காய்ச்சல் அல்லது உடல் உபாதைகள் ஏற்படும் போது தூங்கும் தூக்கம் ஆகியவை ஆழ்ந்த தூக்கம் கிடையாது இவையனைத்தும் ஓய்வு தூக்கம் மட்டுமே.

நாம் இரவில் தூங்கும் தூக்கத்தில் கூட வெறும் 20% நேரம் மட்டுமே நாம் ஆழ்ந்த தூக்கத்தில் இருக்கிறோம். மீதி 80% நேரம் நாம் ஓய்வு தூக்கத்தில் இருக்கிறோம். அதாவது எட்டு மணி நேர தூக்கத்தில் வெறும் இரண்டு மணி நேரம் மட்டுமே நாம் ஆழ்ந்த தூக்கத்தில் இருக்கிறோம், மீதி ஆறு மணி நேரம் ஓய்வு தூக்கத்தில் இருக்கிறோம்.

ஆழ்ந்த தூக்கத்திற்கும் ஓய்வு தூக்கத்திற்கும் உள்ள வேறுபாடு:

நாம் ஆழ்ந்த தூக்கத்தில் இருக்கும் போது நம்முடைய உடல் படிப்படியாக கிட்டத்தட்ட 95 சதவீதம் வரை செயலற்ற நிலைக்கு செல்லும். ஆனால் நாம் ஓய்வு தூக்கத்தில் இருக்கும் போது

நம்முடைய உடல் கிட்டத்தட்ட 60 சதவீதத்திற்கும் மேல் விழிப்பு நிலையில் இருக்கும்.

நாம் ஆழ்ந்த உறக்கத்தில் இருக்கும் போது ஓரளவு லேசான இரத்த ஓட்டத்தை தவிர எந்த ஒரு செயலும் நடைபெறாது. இது கிட்டத்தட்ட ஒரு இறந்த உடலுக்கு சமமான நிலையாகும். இந்த சமயத்தில் நம்மை சுற்றி நடக்கும் எதையும் நம்மால் உணர முடியாது. ஏன் கனவுகள் கூட தோன்றாது. ஆனால் இந்த நிலையில் நாம் இரண்டு மணி நேரத்திற்கும் குறைவாக தான் இருப்போம். அதற்கு மேல் இதே நிலையில் நம்மால் தொடர்ச்சியாக இருக்க முடியாது. அப்படி ஒருவேளை இதே நிலையில் இரண்டு மணி நேரத்திற்கு மேல் இருக்க வேண்டும் என்றால் நாம் ஆரோக்கியமான உடலை பெற்றிருக்க வேண்டும்.

ஆழ்ந்த உறக்கத்தில் நமக்கு எந்த ஒரு செயலும் நடக்க வில்லை என்றாலும் நமது மனித இனம் பல யுகங்களாக தொடர்ந்து உயிர் வாழ்வதற்கு இதுவே மிகவும் அடிப்படையான காரணம் ஆகும். இருந்த போதிலும் ஆழ்ந்த உறக்கம் என்பது இன்றைய அறிவியலாளர்களால் பெரிதும் ஆய்வு செய்யப்படாத செயல்பாடு ஆகும். பெரும்பாலான ஆய்வாளர்கள் ஆழ்ந்த தூக்கம் என்ற ஒன்று இல்லை என்று வாதிடுகின்றனர். ஏனெனில் இதை நவீன அறிவியலால் நிரூபிக்க முடியவில்லை. இருப்பினும் எதிர்காலத்தில் ஆழ்ந்த தூக்கத்தை பற்றிய ஆய்வுகள் பெரிய அளவில் நடக்கும் என்பதை கண்டிப்பாக கூற முடியும்.

நாம் தூங்கும் தூக்கத்தில் வெறும் இரண்டு மணி நேரம் மட்டுமே ஆழ்ந்த தூக்கத்திற்காக செலவிடப்படுகிறது. அதிலும் ஆழ்ந்த தூக்கத்தின் உச்சநிலையில் சில வினாடிகள் மட்டுமே நம்மால் இருக்க முடியும். சொல்ல போனால் இந்த இரண்டு மணி நேர ஆழ்ந்த தூக்கத்திற்காக தான் நாம் ஒவ்வொரு நாளும் எட்டு மணி நேரம் செலவிடுகிறோம். ஆழ்ந்த உறக்கத்தை தவிர மீதி ஆறு மணி நேரம்

நாம் தூங்கும் தூக்கம் ஓய்வு தூக்கமாகும். இந்த சமயத்தில் தான் நமது உடல் தூக்கத்திற்கு தயார் செய்யப்படுகிறது. அதாவது ஆழ்ந்த உறக்கத்திற்கு செல்வதற்கு முன் நாம் தூங்கும் ஓய்வு தூக்கத்தில் நமது உடல் ஆழ்ந்த தூக்கத்திற்காக தயார் செய்யப்படுகிறது மற்றும் ஆழ்ந்த உறக்கத்திற்கு பிறகு நாம் தூங்கும் ஓய்வு தூக்கத்தில் தூக்கத்தில் இருந்து விழிப்பதற்காக தயார் செய்யப்படுகிறது.

பழுது நீக்கும் செயல்பாடுகள், கழிவுகளை நீக்கும் செயல்பாடுகள், புதிய செல்களை உற்பத்தி செய்தல், பழைய செல்களை அழித்தல் போன்ற செயல்பாடுகள் நாம் இரவில் ஆழ்ந்த தூக்கத்தில் இருக்கும் போது நடைபெறுவதில்லை. மாறாக இவையனைத்தும் நாம் விழித்து கொண்டு இருக்கும் போது அல்லது ஓய்வு தூக்கத்தில் இருக்கும் போது மட்டுமே நடைபெறுகின்றன. மேலும் நாம் இரவில் ஆழ்ந்த தூக்கத்தில் இருக்கும் போது நம்முடைய உடலில் கிருமிகளின் தாக்கம், நச்சு மற்றும் கழிவு பொருட்களின் தேக்கம், காய்ச்சல், ஜலதோஷம் மற்றும் உடலின் பல்வேறு பகுதிகளில் இருக்கும் வலி மற்றும் வீக்கம் ஆகியவை படிப்படியாக அதிகரிக்கும். அதாவது நாம் தூங்கும் போது நமது உடல் மிகவும் தீவிரமாக அசுத்த படுத்தப்படுகிறது. அப்படி என்றால் நாம் ஏன் இரவில் ஆழ்ந்த தூக்கம் தூங்க வேண்டும்?

நமது உடலில் கிட்டத்தட்ட 100 சதவீதம் அனைத்து செயல்பாடுகளும் நாம் விழித்து கொண்டு இருக்கும் போது அல்லது ஓய்வு தூக்கத்தில் இருக்கும் போது மட்டுமே நடைபெறுகின்றன. நாம் ஆழ்ந்த தூக்கத்தில் இருக்கும் போது எந்த ஒரு செயல்பாடும் நடைபெறுவதில்லை. அப்படி இருக்கையில் நாம் ஏன் இரவில் ஆழ்ந்த தூக்கம் தூங்க வேண்டும்?

இரவில் நாம் ஆழ்ந்த தூக்கம் தூங்குவதற்கான முக்கிய காரணம், நாம் இறந்து மீண்டும் பிறப்பதற்காக. அதாவது ஒவ்வொரு நாளும் நாம் தூங்கும் போது இறந்து மீண்டும் பிறக்கிறோம். நாம் ஆழ்ந்த

தூக்கத்தில் இருக்கும் போது நமது மூளையின் ஒரு குறிப்பிட்ட பகுதி மற்றும் லேசான ரத்த ஓட்டத்தை தவிர நமது உடலின் அனைத்து செயல்பாடுகளும் முற்றிலும் நிறுத்தப்படும். இவ்வாறு நமது உடல் எந்த அளவுக்கு செயலற்ற நிலைக்கு சென்று திரும்புகிறதோ அந்த அளவுக்கு நமது மூளையின் செயல்திறன் அதிகரிக்கும். பொதுவாக நமது உடல் 95 சதவீதம் வரை செயலற்ற நிலைக்கு சென்று திரும்பும். ஒருவேளை அதற்கு மேல் சென்றால் நம் உடலால் திரும்ப முடியாமல் இறந்து போகும் அபாயம் ஏற்படலாம். ஆகையால் நமது உடலானது 95 சதவீதத்திற்கு மேல் செயலற்ற நிலைக்குச் செல்லாது.

பொதுவாக நாம் 95 சதவீத செயலற்ற நிலையில் சில வினாடிகள் அல்லது ஒரு சில நிமிடங்கள் மட்டுமே இருப்போம். அதற்கு மேல் அதே நிலையில் நீடிக்க வேண்டும் என்றால் நமது உடல் மிகவும் ஆரோக்கியமானதாக இருக்க வேண்டும். அப்போது தான் நம்மால் நீண்ட நேரம் அதே நிலையில் இருக்க முடியும். பலவீனமான உடலை பெற்றவர்களால் இந்த செயலற்ற நிலையில் ஒரு சில வினாடிகள் மட்டுமே இருக்க முடியும்.

ஆழ்ந்த தூக்கம் ஏன் அவசியம்? ஆழ்ந்த தூக்கத்தை அடையவில்லை என்றால் என்ன நடக்கும்?

தொடர்ந்து பல நாட்களாக நீங்கள் ஆழ்ந்த தூக்கத்தை பெறவில்லை என்றால் சில நாட்களுக்கு பிறகு உங்களுடைய மனநலம் படிப்படியாக பாதிக்கப்பட்டு முழுமையாக மனநலம் பாதிக்கப்பட்டவராக மாறிவிடுவீர்கள்.

பொதுவாக ஆழ்ந்த தூக்கத்திற்கு சென்று திரும்புவதற்கு குறைந்த பட்சம் நான்கு மணி நேரம் ஆகும். நான்கு மணி நேரத்திற்குள் ஒருவர் தானாக விழித்து கொண்டு விட்டால் அவர் ஆழ்ந்த தூக்கத்திற்கு செல்லவில்லை என்பது பொருள். 95 சதவீத செயலற்ற நிலையில் ஒரு சில வினாடிகள் மட்டுமே நாம் இருந்தாலும் அந்த நிலையை அடைவதற்கு நமக்கு குறைந்த பட்சம் தொடர்ச்சியாக

நான்கு மணி நேரம் தேவைப்படுகிறது. நான்கு மணி நேரத்திற்குள் ஒருவர் விழித்து கொண்டு விட்டால், அவர் மீண்டும் ஆழ்ந்த தூக்கத்திற்கு செல்வதற்கு குறைந்த பட்சம் கூடுதலாக நான்கு மணி நேரம் தேவைப்படும்.

உதாரணமாக, நீங்கள் ஒருநாளைக்கு ஒவ்வொரு ஒரு மணிநேர இடைவெளிக்குப் பிறகும் விழித்து விழித்து சுமார் இருபது மணி நேரம் தூங்கினாலும் உங்களால் ஆழ்ந்த தூக்கத்தை அடைய முடியாது. நாம் இரவில் தூங்குவதற்கு முக்கிய காரணமே ஆழ்ந்த உறக்கத்திற்கு செல்வதற்கு தான் அப்படி இருக்கும் போது ஆழ்ந்த உறக்கத்தை அடையாமல் நாம் எவ்வளவு நேரம் தூங்கினாலும் அது பயனற்றது.

ஆழ்ந்த உறக்கத்தை ஏன் நாம் அடைய வேண்டும் என்பதற்கான அறிவியல் காரணம் இதுவரை கண்டுபிடிக்கப்படவில்லை. ஏனெனில் ஆழ்ந்த உறக்கம் என்பது அறிவியலுக்கும் அப்பாற்பட்டதாக இருக்கிறது. அதனால் தான் மருத்துவர்களால் இதனை புரிந்து கொள்ள முடியவில்லை. மருத்துவர்கள் அறிவியலின் துணை இல்லாமல் எந்தவொரு பிரச்சினைக்கும் தீர்வு காண முடியாது. ஆகையால் அறிவியலால் தீர்க்க முடியாத சந்தேகங்களுக்கு மருத்துவர்களால் விடை அளிக்க முடிவதில்லை. ஆழ்ந்த உறக்கத்திற்கு சென்று வருவது என்பது நாம் இறந்து மீண்டும் பிழைப்பது போன்றது ஆகும். இது ஏன் நடக்கிறது என்று மிகப்பெரிய அறிவியலாளர்களால் கூட புரிந்து கொள்ள முடியவில்லை. ஆழ்ந்த தூக்கத்தை பற்றிய ஆய்வுகள் உலகில் சில இடங்களில் மட்டுமே நடைபெற்று வருகின்றன.

ஆழ்ந்த தூக்கத்தை பற்றி அறிவியலாளர்களே புரிந்து கொள்ள முடியாமல் திணறும் போது கண்டிப்பாக உங்களுக்கும் இதனை புரிந்து கொள்வது மிகவும் கடினமாக இருக்கும். உங்களுக்கு எளிதாக புரியும்படி கூற வேண்டும் என்றால், பகலில் நாம் தூங்கும் ஓய்வு தூக்கம் என்பது ஒரு மொபைல் போனில் ஃப்ளைட் மோட் ஆன்

செய்துவிட்டு, அதன் பிறகு அதனை சார்ஜ் போடுவதற்கு சமம் ஆகும். ஆனால் ஆழ்ந்த தூக்கம் என்பது ஒரு மொபைல் போனில் பேட்டரியை நீக்கி ஸ்விட்ச் ஆஃப் செய்வதற்கு சமம் ஆகும்.

ஓய்வு தூக்கத்தில் நம்மை சுற்றி நடப்பதை நம்மால் ஓரளவு உணர முடியும். இதனை நாம் கனவுகளில் பிரிதிபலிப்பதை காணலாம். ஆனால் ஆழ்ந்த உறக்கத்தில் நம்மை சுற்றி நடப்பதை சற்றும் உணர முடியாது மேலும் கனவுகளும் ஏற்படாது.

ஓய்வு தூக்கத்தில் இருப்பவர்களை நம்மால் எளிதாக விழித்து கொள்ள செய்ய முடியும் ஆனால் ஆழ்ந்த தூக்கத்தில் இருப்பவர்களை விழிப்படைய செய்வது மிகவும் கடினம். ஒருவேளை அவர்களை நீங்கள் தூக்கத்தில் இருந்து விழிப்படைய செய்தாலும் அவர்கள் விழித்தவுடன் அவர்களின் உடலை அவர்களே கட்டுப்படுத்த முடியாமல், தன்னை சுற்றி என்ன நடக்கிறது என்று புரியாமல் சிறிது நேரம் குழம்புவார்கள்.

அனைவரும் ஒவ்வொரு நாளும் ஆழ்ந்த உறக்கத்திற்கு கண்டிப்பாக சென்று வர வேண்டும் அப்படி இல்லை எனில் படிப்படியாக நமது மூளையின் செயல்திறன் பாதிக்கப்பட்டு இறுதியில் மன நலம் பாதிக்கப்படலாம். தொடர்ந்து ஒரு மாத காலத்திற்கு மேல் ஒருவர் ஆழ்ந்த உறக்கத்திற்கு செல்லாமல் இருந்தால் கண்டிப்பாக ஒரு மாதத்திற்கு பிறகு அவருக்கு மனநல பாதிப்பு ஏற்படும்.

இதில் முக்கியமான விஷயம் என்னவென்றால் சூரியன் உதித்த பிறகு, ஆழ்ந்த தூக்கத்திற்கு செல்வது என்பது 99% யாராலும் முடியாத காரியமாகும். அப்படி இருக்கையில் இரவில் கண் விழித்து பகலில் தூங்குபவர்களுக்கு சில மாதங்களுக்கு பிறகு கண்டிப்பாக தீவிர மனநல பாதிப்பு ஏற்படலாம். ஆகையால் மாதக்கணக்கில் இரவில் கண் விழித்து பகலில் தூங்குவதை தவிர்ப்பது நல்லது. கட்டாய சூழ்நிலையில் உள்ளவர்கள், குறைந்த பட்சம் ஒரு வாரம் பகல் ஒரு வாரம் இரவு என சராசரியாக ஒரு மாதத்தில் பாதி நாட்களாவது

இரவில் தூங்கி இருக்க வேண்டும்.

மாரடைப்பு மற்றும் தூக்கம்:

நள்ளிரவு ஒரு மணி முதல் மூன்று மணி வரை உள்ள நேரத்தில் ஏற்படும் மாரடைப்பால் ஒவ்வொரு வருடமும் பலர் இறக்கிறார்கள். இதற்கு காரணம் ஆழ்ந்த தூக்கம் ஆகும். நாம் ஆழ்ந்த தூக்கத்திற்கு செல்ல செல்ல நமது உடல் செயலற்ற நிலைக்கு செல்லும். அந்த சமயத்தில் சிலருக்கு இதயம் சில வினாடிகள் நின்று விடும். நின்று போன இதயம் மீண்டும் இயங்கினால் மட்டுமே நம்மால் உயிர் பிழைக்க முடியும் இல்லை எனில் இறப்பை தவிர்க்க முடியாது. இதயம் நின்று போன சில வினாடிகளில் நாம் விழித்து கொண்டு எழுந்திருக்க முடியாமல், நம்முடைய கை கால்களை அசைக்க முடியாமல் சிரமப்படுவோம். விழித்து கொண்ட சில வினாடிகளுக்கு பிறகு தான் நம்முடைய இதயம் மீண்டும் இயங்க ஆரம்பிக்கும். அதன் பிறகு நமது உடல் செயலற்ற நிலையில் இருந்து படிப்படியாக இயல்பு நிலைக்கு திரும்பும்.

பலவீனமான இதயம் கொண்டவர்கள் அல்லது சுவாச கோளாறு கொண்டவர்களுக்கு இது போன்ற நிகழ்வுகள் ஏற்படும் போது மிகவும் ஆபத்தானதாக மாறலாம். இவர்களுக்கு இயல்பு நிலைக்கு திரும்புவது மிகவும் கடினமாக இருக்கும். உடல் ஆரோக்கியமாக இருப்பவர்கள் கூட சில சமயங்களில் இந்த நிகழ்வின் போது இறந்து விடுகிறார்கள். இது போன்ற ஆபத்தை கொண்ட ஆழ்ந்த தூக்கத்தை தான் நாம் தினமும் அடைகிறோம்.

கோமா மற்றும் தூக்கம்:

கோமா நிலையில் உள்ளவர்கள் தூங்கி கொண்டு இருக்கிறார்களா? அல்லது விழித்து கொண்டு இருக்கிறார்களா? என்று பலருக்கும் சந்தேகம் எழுந்திருக்கும். உண்மை என்னவென்றால் கோமா நிலையில் உள்ளவர்கள் ஓய்வு தூக்கத்தில் இருக்கிறார்கள். கோமாவில்

உள்ளவர்களால் ஆழ்ந்த தூக்கத்திற்கு செல்ல முடியாது மேலும் அவர்களால் ஓய்வு தூக்கத்திலிருந்து விழித்து கொள்ளவும் முடியாது.

கோமா நிலையில் உள்ளவர்கள் ஆழ்ந்த உறக்கத்திற்கு சென்று வந்தால் தான் அவர்களால் விழித்து கொள்ள முடியும். மற்றப்படி எந்தவொரு மருத்துவத்தாலும் அவர்களை விழிப்படைய செய்ய முடியாது. அப்படி என்றால் கோமா நிலையில் உள்ளவர்களை ஆழ்ந்த தூக்கத்திற்கு செல்ல வைப்பது எப்படி?

ஆழ்ந்த தூக்கம் என்பது கிட்டத்தட்ட இறப்புக்கு சமமானது என்று நாம் ஏற்கனவே பார்த்தோம். அந்த வகையில் கோமாவில் உள்ளவர்களை சிறிது நேரம் இறந்த நிலைக்கு கொண்டு சென்று அவர்களுக்கு மீண்டும் உயிர் கொடுக்கும் போது அவர்கள் விழிப்பு நிலைக்கு வந்து விடுவார்கள். இதனை Cardiopulmonary resuscitation (CPR) முறை மூலம் செய்ய முடியும்.

பொதுவாக CPR சிகிச்சை என்பது இதயம் நின்று போன ஒருவருக்கு கொடுக்கப்படும் முதலுதவி சிகிச்சை ஆகும். அதாவது சற்று முன் இறந்து போன ஒருவருக்கு கொடுக்கப்படும் முதலுதவி சிகிச்சை முறை. இந்த சிகிச்சை இறந்த போனவருக்கு மட்டுமே கொடுப்பதற்கு அனைவருக்கும் அனுமதி உண்டு. மாறாக உயிருடன் இருப்பவரின் இதயத்தை நிறுத்தி பிறகு CPR சிகிச்சை மூலம் மீண்டும் இதயத்தை செயல்பட செய்வது என்பது மருத்துவருக்கு கூட தண்டனைக்குரிய குற்றமாகும்.

கோமாவில் உள்ளவரின் இதயத்தை சில நிமிடங்கள் நிறுத்தி பிறகு மீண்டும் இதயத்தை செயல்பட செய்தால் அவரால் ஆழ்ந்த தூக்கத்திற்கு சில வினாடிகள் சென்று பிறகு விழித்து கொள்ள முடியும். இது அவ்வளவு சுலபமான காரியமல்ல ஏனெனில் இந்த சிகிச்சை முறையில் நோயாளி நிரந்தரமாக இறந்து போவதற்கு 99% வாய்ப்புள்ளது.

இவ்வளவு ஆபத்தான செயல்முறையை தான் நாம் தினமும் தூங்கும் போது செய்து வருகிறோம். இப்போது உங்களுக்கு புரிந்திருக்கும் ஆழ்ந்த தூக்கம் என்பது எவ்வளவு முக்கியமானது என்று.

காய்ச்சல் மற்றும் தூக்கம்:

உங்களுக்கு காய்ச்சல் ஏற்பட்டு இருந்தாலும் அல்லது உடலில் ஏதேனும் நச்சு கலந்திருந்தாலும் அல்லது உங்கள் உடலில் அசாதாரண சூழ்நிலை நிலவினாலும் உங்களால் ஆழ்ந்த தூக்கத்தை அடைய முடியாது. அதாவது நீங்கள் பன்னிரண்டு மணி நேரம் தூங்கினால் கூட உங்களால் ஆழ்ந்த தூக்கத்திற்கு செல்ல முடியாது.

இதற்கு காரணம், ஆழ்ந்த தூக்கத்தில் இருக்கும் போது நமது உடலானது கிட்டத்தட்ட செயலற்ற நிலையில் இருக்கும். அந்த சமயத்தில் நமது உடலின் நோயெதிர்ப்பு மண்டலம் செயலிழந்து இருக்கும் அப்போது நோய்க்கிருமிகள் உடலை தாக்கினால் விழிப்பதற்குள் நாம் இறந்து போக வாய்ப்புள்ளது. அதனால் தான் நமது உடல் காய்ச்சல் வரும் போது உடலின் வெப்பத்தை அதிகரிக்க செய்து நம்மை ஆழ்ந்த தூக்கத்திற்கு செல்ல விடாமல் தடுத்து கொண்டே இருக்கும்.

காய்ச்சல் குணமாகும் வரை ஆழ்ந்த தூக்கத்திற்கு செல்வது என்பது முடியாது. அதாவது நீங்கள் மீண்டும் ஆழ்ந்த தூக்கத்திற்கு செல்வதற்கு பல நாட்கள் கூட ஆகலாம். இதனால் காய்ச்சல் ஏற்படும் போது மனநலம் பெரிதும் பாதிக்கப்படுகிறது. ஆகையால் காய்ச்சலால் பாதிக்கப்பட்டவர்களுக்கு எந்த ஒரு அறிவு சார்ந்த வேலைச்சுமையும் கொடுக்காமல் அவர்களிடம் அன்பாகவும் கனிவாகவும் நடந்து கொள்வது மிகவும் அவசியம்.

கர்ப்பிணி பெண்கள் மற்றும் தூக்கம்:

பெண்கள் கர்ப்பமாக இருக்கும் போது அவர்கள் உடலில் அசாதாரண சூழ்நிலை நிலவும். இதனால் உடலானது அவர்களை ஆழ்ந்த தூக்கத்திற்கு செல்ல விடாமல் தடுத்து கொண்டே இருக்கும். அதாவது பெரும்பாலான நாட்கள் அவர்களால் ஆழ்ந்த தூக்கத்திற்கு செல்ல முடியாது. இதனால் அவர்களின் மனநிலை பெரிதும் பாதிக்கப்படுகிறது.

இந்த சமயத்தில் அவர்களுக்கு சந்தோஷமான சூழ்நிலையை ஏற்படுத்தி தருவது மிகவும் முக்கியமான ஒன்றாகும். அவர்களுக்கு அறிவு சார்ந்த எந்த ஒரு வேலைச்சுமையையும் கொடுக்காமல் அவர்களை அன்பாகவும் கனிவாகவும் கவனித்து கொள்வது மிகவும் அவசியமாகும்.

மனக்குழப்பம் மற்றும் தூக்கம்:

தீவிர மனக்குழப்பத்தில் உள்ள ஒருவரால் ஆழ்ந்த தூக்கத்திற்கு செல்ல முடியாது. தீவிர மனக்குழப்பத்தில் இருக்கும் போது நமது மூளையானது அந்த குழப்பம் தீரும் வரை நம்மை ஆழ்ந்த தூக்கத்திற்கு செல்ல விடாமல் தொடர்ந்து விழிப்பு நிலையிலேயே வைத்திருக்கும்.

இந்த சமயத்தில் நாம் என்ன செய்தாலும் நம்முடைய மனக்குழப்பம் சரியாகாது. அதுவும் நாட்கள் அதிகரிக்க அதிகரிக்க இது மேலும் மோசமாகும். ஆகையால் இந்த சமயத்தில் நம்முடைய பிரச்சினைகளை பற்றி யோசிக்காமல் வேறு ஏதேனும் ஒன்றில் கவனம் செலுத்தி நம்முடைய பிரச்சினைகளை முற்றிலும் மறக்க வேண்டும். அப்போது தான் நம்மால் ஆழ்ந்த தூக்கத்திற்கு செல்ல முடியும்.

Zombies மற்றும் தூக்கம்:

நாம் நிறைய படங்களில் Zombies பற்றி கேள்விப்பட்டு இருப்போம். பொதுவாக இந்த நோய் வைரஸ் மூலம் பரவுவது போல் படத்தில்

காண்பிக்கப்பட்டு இருக்கும். இது வைரஸ் மூலம் பரவுமா என்று சொல்ல முடியாவிட்டாலும் Zombies என்பது நிஜமான ஒன்றுதான் என்று சொல்ல முடியும்.

மனிதர்கள் பல மாதங்கள் ஆழ்ந்த தூக்கத்திற்கு செல்லாமல் இருந்தால் கண்டிப்பாக அவர்கள் Zombies களாக மாறி விடுவார்கள். இந்த சமயத்தில் நம்முடைய அறிவு முழுமையாக செயலிழந்து நாம் மிருக தன்மையுடன் நடந்து கொள்வோம். இறுதியாக மனித இனமே அழியும் சூழ்நிலை கூட ஏற்படலாம். ஆழ்ந்த தூக்கம் என்கிற ஒரு சாதாரண விஷயம் தான் இந்த மனித இனத்தையே பாதுகாத்து கொண்டு இருக்கிறது.

இந்த உலகில் அமைதியும் அன்பும் என்றும் நிலைத்திருக்க வேண்டும் என்றால் ஆழ்ந்த தூக்கம் என்பது தவிர்க்க முடியாத ஒன்றாகும்.

வெறிபிடித்தல் மற்றும் தூக்கம்:

உலகில் உள்ள உயிர்களிலேயே மிகவும் நன்றி உள்ள பிராணியாக கருதப்படுவது நாய் ஆகும். அப்படிப்பட்ட நாய் கூட வெறிபிடிக்கும் போது தன்னை வளர்த்தவர்களையே கூட கடிக்கும். தன்னை வளர்த்தவர்களுக்காக உயிரையும் கொடுத்து காக்கும் நாய்கள் தான் வெறி பிடிக்கும் போது மட்டும் தன்னை வளர்த்தவர்கள் என்று கூட பாராமல் கடித்து தாக்கும்.

வெறிபிடித்தல் என்பது நாய்களுக்கு மட்டும் அல்ல பூனை, எலி போன்ற மற்ற உயிரினங்களுக்கும் பரவக்கூடிய தொற்று நோயாகும். வெறிபிடித்தல் என்பது ரேபிஸ் என்னும் வைரஸால் ஏற்படக்கூடிய தொற்று நோயாகும். இந்த வைரஸால் பாதிக்கப்பட்ட ஒரு விலங்கு மற்றொரு விலங்கை கடிக்கும் போது இந்த வைரஸ் பரவுகிறது.

நான் ஏன் இங்கு இந்த ரேபிஸ் வைரஸ் பற்றி கூறுகிறேன் என்றால், இந்த ரேபிஸ் வைரஸானது ஒரு உயிரினத்தின் உடலில் உள்ள

மெலடோனின் செயல்பாட்டை பாதித்து அதனை முழுமையாக செயலிழக்க செய்யும் வைரஸ் ஆகும். மெலடோனின் என்பது தூக்கத்தை தூண்டும் ஹார்மோன் ஆகும். இந்த மெலடோனின் செயல்பாடு முழுமையாக பாதிக்கப்பட்டால் அந்த உயிரினத்தால் ஓய்வு தூக்கத்திற்கு கூட செல்ல முடியாத அளவுக்கு உடலானது பாதிக்கப்படும்.

இந்த வைரஸ் பாதிக்கப்பட்டு இரண்டு மூன்று நாட்களில் அந்த உயிரினத்தின் அறிவு சார்ந்த மூளையின் பகுதிகள் முழுமையாக செயலிழந்துவிடும். பிறகு முழுமையாக வெறிபிடித்து தான் பார்க்கும் அனைவரையும் கடித்து குதர ஆரம்பிக்கும். இந்த வைரஸால் பாதிக்கப்பட்ட உயிரினத்தால் சூரிய ஒளியில் செயல்பட முடியாது. ஆகையால் இந்த உயிரினங்கள் இரவைத் தவிர பகலில் வெளியே வரமுடியாது. மேலும் இந்த உயிரினத்தால் சில நாட்களுக்கு மேல் உயிர் வாழ முடியாது. இந்த வைரஸால் பாதிக்கப்பட்ட பெரும்பாலான உயிரினங்கள் வெறிபிடித்து ஒரு சில வாரங்களுக்குள் கண்டிப்பாக இறந்துவிடும்.

தூக்கத்தை நாம் மிகவும் சாதாரணமாக நினைக்கிறோம் ஆனால் அந்த தூக்கத்திற்கு பின்னால் எவ்வளவு ஆச்சரியங்கள் இருக்கிறது என்பதை இப்போது நீங்கள் அறிந்து இருப்பீர்கள். ஆழ்ந்த தூக்கம் என்பது மனிதர்களுக்கு மட்டுமல்ல உலகில் உள்ள அனைத்து உயிரினங்களுக்கும் அது மிகவும் அவசியமான ஒன்றாகும். காடுகளில் வாழும் மிருகங்கள் சில சமயங்களில் தன் தூக்கத்தை தவிர்த்து வெறிபிடித்து செயல்பட்டால் தான் அதனால் தொடர்ந்து உயிர் வாழ முடியும். ஆனால் வீடுகளில் வாழும் மனிதர்கள் தன் தூக்கத்தை தவிர்த்து செயல்பட்டால் அது ஒட்டுமொத்த மனித சமுதாயத்தையே அழித்து விடும்.

ஆழ்ந்த தூக்கத்தின் கால அளவு:

ஆழ்ந்த தூக்கம் என்பது மனிதர்களை தவிர மற்ற அனைத்து உயிரினங்களுக்கும் சில நிமிடங்கள் மட்டுமே இருக்கும். ஆனால் மனிதர்களை பொறுத்தவரை சிலருக்கு அது இரண்டு மணி நேரம் வரை கூட இருக்கும். நாம் எவ்வளவு நேரம் ஆழ்ந்த தூக்கத்தில் இருக்கிறோமோ அந்த அளவுக்கு சாந்தமான மனநிலையை பெற முடியும். குழந்தைகளுக்கு ஆழ்ந்த தூக்கம் என்பது பல மணி நேரங்கள் வரை நீடிக்கும். அதனால் தான் அவர்களால் எப்போதும் சந்தோஷமாகவும் சாந்தமாகவும் இருக்க முடிகிறது.

பயம், கோபம், விரக்தி, வெறுப்பு போன்ற எதிர்மறை எண்ணங்கள் நாம் குறைவான ஆழ்ந்த தூக்கத்தை பெறும் போது அதிகரிக்கும். தைரியம், சாந்தமான மனநிலை, ஆர்வம், ஈடுபாடு போன்ற நேர்மறை எண்ணங்கள் நாம் அதிகமான ஆழ்ந்த தூக்கத்தை பெறும் போது அதிகரிக்கும். இதில் முக்கியமான விஷயம் என்னவென்றால் நாம் அதிகமான ஆழ்ந்த தூக்கத்தை அடைய அடைய அது ஒவ்வொரு நாளும் அதிகரித்து கொண்டே செல்லும். ஆனால் நாம் குறைவான ஆழ்ந்த தூக்கத்தை பெற பெற அது குறைந்து கொண்டே போகும்.

நீங்கள் ஆழ்ந்த தூக்கத்தில் அதிக நேரம் இருக்க விரும்பினால் பகலில் உங்கள் மனது நேர்மறை எண்ணங்களால் நிறைந்திருக்க வேண்டும். அப்போது தான் உங்களால் இரவில் நீண்ட நேரம் ஆழ்ந்த தூக்கத்தில் இருக்க முடியும். பகலில் எதிர்மறையான எண்ணங்களால் உங்கள் மனதை நிரப்பினால் இரவில் உங்களால் சிறிது நேரம் மட்டுமே ஆழ்ந்த தூக்கத்தில் இருக்க முடியும். சில சமயங்களில் உங்களால் ஆழ்ந்த தூக்கத்திற்கு செல்ல முடியாமல் கூட போகலாம்.

எத்தனை மணி நேரம் தூங்க வேண்டும்?

எவ்வளவு நேரம் தூங்க வேண்டும் என்பது நாம் ஆழ்ந்த தூக்கத்திற்கு செல்ல தேவைப்படும் நேரத்தை பொறுத்து மாறுபடும். சிலருக்கு ஐந்து மணி நேரம் போதுமானதாக இருக்கலாம். ஆனால் சிலருக்கு பன்னிரண்டு மணி நேரம் கூட போதுமானதாக இல்லாமல்

இருக்கலாம். ஆழ்ந்த தூக்கத்தை அடையாமல் நாம் எவ்வளவு நேரம் தூங்கினாலும் அது பயனற்றது. ஆழ்ந்த தூக்கத்திற்கு பிறகு நாம் எவ்வளவு நேரம் தூங்கினாலும் அதுவும் பயனற்றது.

ஆழ்ந்த தூக்கத்தை அடைவதே நாம் இரவில் தூங்குவதற்கான முக்கியமான காரணம். ஆழ்ந்த தூக்கத்தை தவிர வேறு எதற்காகவும் நாம் இரவில் தூங்குவதில்லை. உலகில் உள்ள பல்வேறு மருத்துவர்கள் கூறிய பல்வேறு கருத்துக்களை நான் இந்த புத்தகத்தின் ஆரம்பத்தில் கூறியிருந்தேன். நாம் இரவில் தூங்கும் போது நம்முடைய உடலில் பல்வேறு செயல்பாடுகள் நடைபெறுகின்றன என்று அவர்கள் பொய் கூறியிருந்தார்கள். ஆனால் உண்மை என்னவென்றால், நாம் ஆழ்ந்த தூக்கத்தில் இருக்கும் போது நமது உடலில் எந்த ஒரு செயல்பாடும் நடைபெறுவதில்லை. நாம் விழித்து கொண்டு இருக்கும் போது மட்டுமே நமது உடலில் அனைத்து செயல்பாடுகளும் நடைபெறும். ஆழ்ந்த தூக்கத்தில் இருக்கும் போது நமது உடலில் எந்த ஒரு செயல்பாடும் நடைபெறாது.

இருப்பினும் ஆழ்ந்த தூக்கம் என்பது மிகவும் அவசியமான ஒன்றாகும். ஆழ்ந்த தூக்கம் இல்லாமல் நம்மால் தொடர்ந்து உயிர் வாழ முடியாது. மேலும் நம்மால் சிறப்பாக செயல்பட முடியாது.

அதிக நேரம் தூங்கினால் உடலுக்கு நல்லது என்று மருத்துவர்கள் கூறும் கருத்து மிகவும் தவறானது ஆகும். நீங்கள் எவ்வளவு நேரம் தூங்கினாலும் ஆழ்ந்த தூக்கத்தை அடையாமல், நீங்கள் தூங்குவதால் எந்த பலனும் இல்லை. மேலும் நீங்கள் நீண்ட நேரம் தூங்குவதால், நீங்கள் பெறும் ஆழ்ந்த தூக்கத்தின் அளவு குறைந்து கொண்டே போகும். இது நாட்கள் ஆக ஆக படிப்படியாக குறைந்து ஒரு சமயத்தில் உங்களால் ஆழ்ந்த தூக்கத்தை அடைய முடியாத சூழல் உருவாகும். ஆழ்ந்த தூக்கத்தை அடையாமல் நாம் தூங்கும் போது நமது உடலில் பல்வேறு பாதிப்புகள் ஏற்படுகின்றன. இதனால் மனநலம் மட்டுமல்லாமல் நமது உடல் நலமும் பாதிக்கப்படுகிறது.

தூங்குவதால் நமது உடலில் உள்ள அனைத்து பிரச்சனைகளும் சரியாகி விடும் என்று மருத்துவர்கள் பொதுவாக கூறுவார்கள். அவர்கள் கூறுவது உண்மை என்றால், கோமாவில் உள்ள ஒருவர் 24 மணி நேரம் தொடர்ந்து தூங்கி கொண்டே இருந்தாலும் அவரால் குணமடைய முடியவில்லையே ஏன்? தூங்கினால் மட்டும் போதாது தூங்கும் போது ஆழ்ந்த தூக்கத்தை அடைய வேண்டும் அதுவே நாம் தூங்குவதற்கான முக்கியமான காரணம் ஆகும்.

தூக்க மாத்திரை, மது, போதை மருந்துகள்:

தூக்க மாத்திரை, மது மற்றும் போதை மருந்துகள் நம்மை ஆழ்ந்த தூக்கத்திற்கு அழைத்து செல்வதில்லை. இவைகளை உட்கொண்டால் நம்மால் ஆழ்ந்த தூக்கத்திற்கு கண்டிப்பாக செல்ல முடியாது. இருப்பினும் இவை நம்மை ஓய்வு தூக்கத்திற்கு அழைத்து செல்ல உதவுகிறது. ஓய்வு தூக்கத்தில் நாம் இருக்கும் போது பெருமூளையின் செயல்பாடுகள் படிப்படியாக குறைக்கப்படும் இதனால் நம்முடைய பிரச்சினைகள் மற்றும் குழப்பங்களை சில மணி நேரங்கள் மறந்து விட முடியும். ஆனால் மயக்கம் தெளிந்து விழித்த பிறகு மீண்டும் நம்முடைய பிரச்சினைகள் மற்றும் குழப்பங்கள் நினைவுக்கு வந்துவிடும். ஆகையால் குழப்பம் மற்றும் பிரச்சினைகளில் இருந்து விடுபட தூக்க மாத்திரை, மது மற்றும் போதை மருந்துகளை பயன்படுத்துவது முற்றிலும் பயனற்றது.

குழப்பம் அல்லது பிரச்சனையில் இருந்து விடுபட வேண்டும் என்றால் நாம் தெளிவாக இருக்கும் போது சிந்தித்தால் மட்டுமே அதற்கு விடை காண முடியும். நாம் தெளிவாக இருக்க வேண்டும் என்றால் நம்முடைய பிரச்சினைகள் மற்றும் குழப்பங்கள் தீர வேண்டும். இவ்வாறு இது ஒரு சங்கிலி போன்றது ஆகும். இதில் இருந்து விடுபடுவது அவ்வளவு சுலபமான காரியமல்ல.

குழப்பம் மற்றும் பிரச்சினைகளில் நீங்கள் மாட்டிக் கொள்ளும் போது சுயநினைவுக்கு வருவதற்கு மிகவும் கடினமாக இருக்கும். அந்த

சமயத்தில் அமைதியான சாந்தமான சூழ்நிலைக்கு சென்று ஓய்வு எடுப்பது மிகவும் அவசியம் ஆகும். அப்படி இல்லையென்றால் மகிழ்ச்சியான சூழ்நிலையில் தன்னை ஈடுபடுத்திக் கொள்ள வேண்டும். இப்படி செய்யும் போது உங்களுடைய மனம் அமைதி அடைந்து, பிரச்சினைகள் மற்றும் குழப்பங்களுக்கான தீர்வுகள் உங்களுக்கு தானாக கிடைக்கும். அதைவிடுத்து தூக்க மாத்திரை, மது, போதை மருந்துகள் ஆகியவற்றை எடுத்துக் கொள்ளும் போது அவைகள் நம்முடைய பிரச்சினைகளை மேலும் கடினமாக்கிவிடும்.

ஆழ்ந்த தூக்கத்தை குறைந்த நேரத்தில் அடைவதற்கான வழிமுறைகள்:

ஆழ்ந்த தூக்கத்தை எளிதாக எவ்வாறு அடைய வேண்டும்? ஆழ்ந்த தூக்கத்திற்கு பிறகு எவ்வாறு தூக்கத்தில் இருந்து விழித்து கொள்ள வேண்டும்? இதுதான் நாம் கற்றுக் கொள்ள வேண்டிய இரண்டு முக்கியமான விஷயங்கள். இதனை எந்த ஒரு மருந்து மாத்திரையாலும் செய்ய முடியாது. இதை செய்வதற்கு நீங்கள் தான் முயற்சி செய்ய வேண்டும்.

ஆழ்ந்த தூக்கத்திற்கு மிகக் குறைந்த நேரத்தில் செல்வது எப்படி என்பதை முதலில் பார்ப்போம்.

ஆழ்ந்த தூக்கத்திற்கு செல்வதற்கு பல காரணங்கள் தடையாக இருக்கிறது. அவற்றில் மிக முக்கியமானவை: உடலின் வெப்பநிலை, குழப்பமான மனநிலை, தேவையற்ற சிந்தனைகள், உணவு செரிமானம், கிருமிகளின் தாக்கம் அல்லது உடலில் கலந்திருக்கும் நச்சுக்கள் மற்றும் வேலைச்சுமை அல்லது களைப்பு ஆகியவை ஆகும்.

உணவு செரிமானம்:

உணவு உண்டபின் அது முழுமையாக செரிமானம் ஆக சுமார் இரண்டு மணி நேரம் முதல் நான்கு மணி நேரம் வரை ஆகும். இந்த

நேரத்தில் நமது உடலானது மிகவும் சோர்வாக இருக்கும். ஏனெனில் உணவு செரிமானம் ஆக அதிகளவு ஆற்றல் தேவைப்படுகிறது இதனால் தான் பகலில் உணவு உண்டபின் நாம் சோர்வாக உணர்கிறோம். பகலில் நாம் உணவு உண்டபின் தூங்கும் போது அது நமக்கு ஓரளவுக்கு புத்துணர்ச்சி அளிக்கும். ஆனால் இரவில் உணவு உண்டபின் தூங்கும் போது அது பல பிரச்சனைகளுக்கு காரணமாக அமையும்.

பகலில் நாம் தூங்கும் போது இரத்தத்தில் மெலடோனின் கலந்திருக்காது. இதனால் நாம் ஆழ்ந்த தூக்கத்திற்கு செல்ல முடியாது. ஆகையால் பகலில் தூங்கும் போது உணவு செரித்தலில் எந்த பிரச்சனையும் வராது. ஆனால் இரவில் இரத்தத்தில் மெலடோனின் கலந்திருப்பதால் நாம் ஆழ்ந்த தூக்கத்திற்கு எளிதாக செல்ல முடியும். இந்த சமயத்தில் உணவு செரிமானம் நடந்து கொண்டிருக்கும் போது அது பாதியில் நிறுத்திவிட்டு ஆழ்ந்த தூக்கத்திற்கு செல்ல வேண்டிய சூழ்நிலை ஏற்படும் ஏனெனில் ஆழ்ந்த தூக்கத்தில் உணவு செரிமானம் என்னும் செயல் நடைபெற முடியாது.

அப்படி ஒருவேளை பாதியளவு உணவு செரித்தல் நடந்த கொண்டிருந்த சமயத்தில் நாம் ஆழ்ந்த தூக்கத்திற்கு சென்றுவிட்டால் உணவில் கலந்து இருக்கும் நச்சுக்கள் மற்றும் கிருமிகள் உடலில் வேகமாக பரவி உடலை பாழ் படுத்திவிடும். இதனால் நம்மால் நீண்ட நேரம் ஆழ்ந்த தூக்கத்தில் இருக்க முடியாமல் போகும். மேலும் உணவு செரிமானம் ஆகாமல் வாந்தி மற்றும் பேதி ஏற்படும் வாய்ப்பு உருவாகும். ஆகையால் தான் பெரும்பாலான சமயங்களில் நமது உடலானது உணவு முழுமையாக செரிமானம் அடைந்த பிறகு தான் ஆழ்ந்த தூக்கத்திற்கு நம்மை அழைத்துச் செல்லும்.

இரவு நேரத்தில் மட்டும் தூங்க செல்வதற்கு இரண்டு மணி நேரத்திற்கு முன்பு உணவு சாப்பிட்டு முடித்து இருக்க வேண்டும். இதனால் நம்மால் இரண்டு மணி நேரம் முதல் நான்கு மணி நேரம் வரை

தூக்கத்தின் நேரத்தை மிச்சப்படுத்தலாம். மேலும் ஆழ்ந்த தூக்கத்தின் கால அளவையும் அதிகரிக்க செய்யலாம்.

இரவு நேர குளியல்:

இரவு தூங்குவதற்கு முன்பு குளிப்பதன் மூலம் குறைந்த நேரத்தில் ஆழ்ந்த தூக்கத்திற்கு செல்ல முடியும். இரவு குளிப்பதன் மூலம் நமது உடலின் வெப்பநிலை குறைக்கப்படுகிறது. உடலின் வெப்பநிலை குறைவதால் மெலடோனின் அளவு அதிகரிக்க ஆரம்பிக்கும். மெலடோனின் அளவு வேகமாக அதிகரிக்கும் போது நம்மால் குறைந்த நேரத்தில் ஆழ்ந்த தூக்கத்திற்கு செல்ல முடியும்.

மேலும் இரவு நேரத்தில் குளிக்கும் போது நமது உடலின் மீதுள்ள கிருமிகள் நீக்கப்படுகிறது. இரவில் நமது உடலில் அதிகளவில் கிருமிகள் தங்கியிருந்தால் அரிப்பு, ஜலதோஷம் மற்றும் காய்ச்சல் ஏற்பட்டு நம்மால் தூங்க முடியாமல் போகும். சில சமயங்களில் அதிகளவு கிருமிகள் தாக்கத்தால் நாம் ஓய்வு தூக்கத்திற்கு கூட செல்ல முடியாத நிலை ஏற்படலாம். இவ்வாறு இரவில் குளிப்பதால் அரிப்பு, ஜலதோஷம் மற்றும் காய்ச்சல் ஆகியவை தடுக்கப்படுகிறது. இரவு நேரத்தில் குளிப்பதால் கிருமிகளின் தாக்கம் குறைவாக இருக்கும் இதன் மூலம் குறைந்த நேரத்தில் நம்மால் ஆழ்ந்த தூக்கத்திற்கு செல்ல முடியும்.

இதுபோலவே தூங்க செல்வதற்கு முன் பல் விலக்குவது என்பதும் அவசியமானது ஆகும்.

பகலில் தூங்குவது:

பகலில் உறங்கும் போது நம்முடைய இரத்தத்தில் மெலடோனின் இல்லாததால் நம்மால் ஆழ்ந்த தூக்கத்திற்கு செல்ல முடியாது இருப்பினும் பகலில் தூங்குவதன் மூலம் இரவு நேர தூக்கத்தின் அளவை ஓரளவு குறைக்க முடியும். அதேசமயம் பகலில் தூங்குவதன்

மூலம் இரவில் ஆழ்ந்த தூக்கத்திற்கு செல்ல முடியாத சூழலும் உருவாகலாம்.

உதாரணமாக மாலை வேளையில் தூங்க கூடாது. ஏனெனில் மாலை வேளையில் நீங்கள் தூங்கும் போது உங்கள் உடலில் மெலடோனின் அளவு அதிகரிக்கும் இதனால் இரவு நேரத்தில் தூங்கும் போது மெலடோனின் அளவு அதிகரிக்காமல் இரவில் விழித்திருக்கும் சூழ்நிலை உருவாகும்.

பகலில் அதிக நேரம் தொடர்ந்து தூங்க கூடாது. அதாவது பதினைந்து நிமிடங்களுக்கு மேல் தொடர்ச்சியாக தூங்க கூடாது. பதினைந்து நிமிடங்களுக்குள் விழித்து கொள்ள வேண்டும். மற்றப்படி பகலில் சாப்பிட்ட பிறகு, அதிக களைப்பாக இருக்கும் போது, மிகவும் சோர்வாக உணரும் போது, தலை வலிக்கும் போது, வயிறு வலிக்கும் போது என நீங்கள் கடினமாக உணரும் சமயங்களில் பதினைந்து நிமிடங்கள் வரை தூங்கலாம்.

பதினைந்து நிமிடங்களுக்கு மேல் நீங்கள் தொடர்ந்து தூங்கினால் உங்கள் உடலில் உள்ள நிணநீர் முடிச்சு பகுதிகளில் நீர் தேங்கும் நிலை ஏற்படும். இதனால் கழுத்து வலி, தலை வலி, முதுகுவலி, கை கால் வலி மற்றும் சுளுக்கு ஏற்பட்டு பல நாட்களுக்கு தொடர்ந்து இந்த வலி நீடித்து கொண்டே இருக்கும். மேலும் இந்த வலி உங்களை இரவில் ஆழ்ந்த தூக்கத்திற்கு செல்ல விடாமல் தடுக்கும். மற்றப்படி பகலில் பதினைந்து நிமிடங்களுக்கு குறைவாக தூங்கும் தூக்கம் இரவில் நமது தூக்கத்தின் கால அளவை குறைப்பதற்கு உதவுகிறது.

இறுதியாக காலையில் சூரியன் உதித்த பிறகு தூங்க கூடாது. காலையில் சூரியன் உதித்த பிறகு தூங்கும் போது நமது உடலின் மெலடோனின் செயல்பாடு பெரிய அளவில் பாதிக்கப்படுகிறது. காலையில் சூரியன் உதித்த பிறகு நாம் தூங்கி கொண்டு இருக்கும் போது நமது உடலில் உள்ள மெலடோனின் தலைகீழாக வேலை

செய்ய ஆரம்பிக்கும். அதாவது இரவில் நம்மை விழிப்புணர்வுடனும் பகலில் சோர்வாகவும் இருக்கும்படி செய்துவிடும்.

இவ்வாறு மெலடோனின் தலைகீழாக செயல்படுவதால் நமது உடல் சூரிய ஒளிக்கு ஒவ்வாமை ஆகிவிடும். இதனால் சூரிய ஒளியால் நமது உடல் பாதிப்படையும். அதாவது தோல் கறுத்துப் போதல், பார்வை குறைபாடு ஏற்படுதல் போன்ற பிரச்சனைகள் ஏற்படும். ஆகையால் சூரியன் உதிப்பதற்கு முன்பு எழுந்திருக்க வேண்டியது மிகவும் அவசியம்.

வேலைச்சுமை அல்லது களைப்பு:

மாலை ஐந்து மணிக்கு பிறகு வேலைச்சுமை மிகுந்த கடினமான வேலைகளை செய்ய கூடாது. எளிமையான மகிழ்ச்சி தரும் செயல்களை மட்டும் தான் மாலையில் செய்ய வேண்டும். வேலைச்சுமை மிகுந்த கடினமான வேலைகளை பொதுவாக காலை நேரத்தில் தான் செய்ய வேண்டும்.

மாலையில் சாந்தமான மனநிலையில் மகிழ்ச்சியான சூழ்நிலையில் இருக்க வேண்டும். அறிவுச்சார்ந்த குழப்பமான வேலைகளை மாலை வேளையில் செய்ய கூடாது. நாம் தூங்கும் போது நாம் அதிகமான உடல் சோர்வும் மனச் சோர்வும் கொண்டிருந்தால் நாம் அதிக நேரம் தூங்க வேண்டிய அவசியம் ஏற்படும். இதனால் காலையில் சீக்கிரமாக எழுந்திருக்க முடியாமல் போகும்.

காலையில் சூரியன் உதித்த பிறகு தூங்கியவர்கள் மற்றும் மாலையில் சூரியன் மறையும் போது தூங்கியவர்கள் மாலை வேளையில் மிகவும் சுறுசுறுப்பாகவும் விழிப்புணர்வுடனும் இருப்பார்கள். இருப்பினும் இவர்களின் பார்வை திறன் மற்றும் நினைவாற்றல் படிப்படியாக குறைய ஆரம்பிக்கும். ஏனெனில் மாலை வேளையில் இவர்கள் மிகவும் விழிப்பாக செயல்படுவதால் இவர்களின் உடலானது மாலை நேரத்திற்கு ஏற்ற வகையில் மாற்றம் பெறும். இதனால் இவர்கள்

பகலில் சூரிய ஒளியில் வேலை செய்யும் போது இவர்களின் உடல் சூரிய ஒளியால் பாதிக்கப்படும். சூரிய ஒளியால் பார்வை திறன் பாதிக்கப்படுவதோடு பார்வைதிறனோடு சம்பந்தப்பட்ட நினைவாற்றலும் படிப்படியாக பாதிக்கப்படும்.

ஆகையால் காலை வேளையில் கடினமான வேலைகளையும் மாலை வேளையில் இனிமையான வேலைகளையும் செய்ய வேண்டும்.

தியானம்:

தியானத்தில் பல வகைகள் உள்ளன அவற்றில் தூக்கத்தின் கால அளவை குறைப்பதற்கு பயன்படும் இரண்டு வகையான தியானத்தை இப்போது நாம் கற்றுக் கொள்ள போகிறோம்.

அவை: 1) தூக்க தியானம், 2) விழிப்பு தியானம்.

தூக்க தியானம்:

தூக்க தியானம் என்பது விழிப்பு நிலையில் உள்ள நம்மை வேகமாக ஆழ்ந்த தூக்கத்திற்கு செல்வதற்கு உதவும் தியானம் ஆகும். விழிப்பு நிலையில் உள்ள நமது உடல் தூக்கத்திற்கு தயாராகி ஆழ்ந்த தூக்கத்திற்கு செல்வதற்கு சுமார் நான்கு மணி நேரம் ஆகும். ஆனால் தூக்க தியானத்தின் மூலம் வெறும் ஒரு மணி நேரத்தில் ஆழ்ந்த தூக்கத்திற்கு செல்ல முடியும்.

விழிப்பு தியானம்:

நாம் அதிகாலையில் எழுதியிருக்கும் போது மிகவும் களைப்பாகவும் சோர்வாகவும் உணர்வோம். இதனால் அதிகாலையில் எழுந்தவுடன் நம்மால் எந்த ஒரு வேலையும் செய்ய முடியாது. மேலும் கண்களில் எரிச்சல் மற்றும் தலைவலி போன்றவை நம்மை மீண்டும் தூங்குவதற்கு தூண்டும் ஆகையால் காலையில் இதுபோன்ற பிரச்சினைகளில்

இருந்து விடுபெடுவதற்கு நாம் செய்யும் தியானத்தின் பெயர் விழிப்பு தியானம். விழிப்பு தியானம் நம்மை தூக்க கலக்கத்தில் இருந்து விழிப்பு நிலைக்கு கொண்டு வர உதவுகிறது.

இந்த இரண்டு தியானங்களையும் பற்றி பிறகு விரிவாக கூறுகிறேன்.

காலை நேர தூக்கம்:

நாம் ஆழ்ந்த உறக்கத்திற்கு சென்று திரும்பிய பிறகு நாம் உறங்குவது என்பது தேவையில்லாத ஒன்றாகும். இருப்பினும் ஆழ்ந்த உறக்கத்திற்கு பிறகு ஓய்வு தூக்கத்தில் இருந்து வெளிவருவது அவ்வளவு சுலபமாக இருக்காது. ஏனெனில் தொடர்ந்து ஆறுமணி நேரமாக நமது உடலில் மெலடொனின் என்ற தூக்கத்தை தூண்டும் ஹார்மோன் நமது இரத்தத்தில் செயல்பட்டு வந்ததால் அதனை சீக்கிரமாக அகற்றுவது சற்று கடினமாக இருக்கும். இந்த ஹார்மோனை இரத்தத்தில் இருந்து முழுமையாக அகற்றுவதற்கு சுமார் நான்கு மணி நேரம் ஆகும். இதனால் தான் ஆழ்ந்த உறக்கத்திற்கு பிறகு தேவையில்லாமல் நான்கு மணி நேரம் கூடுதலாக தூங்க வேண்டியது உள்ளது.

இந்த ஹார்மோன் நம்முடைய இரத்தத்தில் கலந்திருக்கும் சமயத்தில் வலுக்கட்டாயமாக தூக்கத்தில் இருந்து எழுந்திருக்க கூடாது. அப்படி ஒருவேளை எழுந்தால் இந்த ஹார்மோன் பன்னிரண்டு மணி நேரம் கழித்தும் நம் உடலை விட்டு நீங்காது. இதனால் அந்த நாள் முழுவதும் நாம் சோர்வாக இருக்க நேரிடும்.

அதிகாலையில் ஒரு சமயத்தில் இந்த ஹார்மோனின் அளவு படிப்படியாக குறைந்து நாம் விழிப்பதற்கு சரியான நேரம் உருவாகும் ஆனால் அந்த சமயத்தில் நாம் நம்முடைய சோம்பேறி தனத்தால் மீண்டும் தூங்க ஆரம்பிப்போம். இதனால் உடலில் மெலடோனின் அளவு குறையாமல் அதிகரிக்க ஆரம்பிக்கும். இதன் காரணமாக நாம் மேலும் நான்கு மணி நேரம் தூங்க வேண்டிய கட்டாய நிலை

உருவாக்கப்படுகிறது. ஒருவேளை அந்த நான்கு மணி நேரத்தை நாம் பூர்த்தி செய்யவில்லை என்றால் அந்த நாள் முழுவதும் தூக்க கலக்கத்தில் சோர்வாகவே இருப்போம்.

நாம் ஓய்வு தூக்கத்தில் இருந்து வெளியே வருவதற்கு ஏற்கனவே நான்கு மணி நேரத்தை வீணடிக்கிறோம் இதில் இன்னும் கூடுதலாக சில மணி நேரங்களை வீணாக்குவது அவசியம் இல்லாதது ஆகும். மேலும் இது தூக்கம் கலையாமல் பகல் முழுவதும் சோர்வாக இருப்பதற்கு வழியை உருவாக்கி தரும்.

எப்போது எழுந்திருக்க வேண்டும்?

அதிகாலையில் இந்த மெலடோனின் அளவு கிட்டத்தட்ட 90% சதவீதம் குறையும் போது லேசாக விழிக்க ஆரம்பிப்போம். அந்த தருணத்தை சரியாக பயன்படுத்தி கொண்டு தூக்கத்தில் இருந்து முழுமையாக விழித்து கொள்ள வேண்டும். அப்படி இல்லாமல் மீண்டும் தூங்க ஆரம்பித்தால் மறுபடியும் தானாக எழுந்திருக்க கூடுதலாக நான்கு மணி நேரம் வரை ஆகும்.

தூக்கத்தின் ஐந்து நிலைகள்:

தூக்கம் என்பது மொத்தம் ஐந்து நிலைகளை கொண்டது.

முதல் நிலை:

இது தான் தூக்கத்தின் ஆரம்ப பகுதி இது சுமார் ஒரு மணி நேரம் முதல் ஒன்றரை மணி நேரம் வரை நீடிக்கும்.

பகலில் கடுமையாக உழைத்தவர்கள், உடல் வலியால் பாதிக்கப்பட்டவர்கள், தூங்க செல்லும் முன் உடற்பயிற்சி செய்தவர்கள் மற்றும் தூங்க போகும் முன் உணவு உண்டவர்கள் ஆகியோருக்கு இந்த முதல் நிலை நான்கு மணி நேரம் வரை கூட நீடிக்கும்.

முதல் நிலையில் தூங்குவதற்கு தேவையான சூழ்நிலை உடலில் ஏற்படுத்தப்படும். நாள் முழுவதும் நாம் அனுபவித்த பல தேவையற்ற தரவுகள் நமது மூளையில் தேவையில்லாமல் சேமிக்கப்பட்டு இருக்கும். இந்த தரவுகள் அனைத்தும் முதல் நிலையில் படிப்படியாக மூளையின் நினைவகத்தில் இருந்து நீக்கப்படும். இந்த தரவுகள் அனைத்தும் தேவையில்லாத தரவுகள் ஆகும் இருப்பினும் இது ஒரு நாளில் நமக்கு கிடைத்த தரவுகளில் 99.9% சதவீதமாக இருக்கும். இந்த தரவுகளை முழுமையாக நீக்க சில சமயங்களில் ஒரு மணி நேரம் கூட ஆகலாம்.

இரண்டாவது நாம் உண்ட உணவை செரிக்க செய்யும் பணியை செய்கிறது. ஒருவேளை இந்த சமயத்தில் உணவு சரியாக செரிமானம் ஆகவில்லை என்றால் நம்மால் இரண்டாம் நிலைக்கு செல்ல முடியாது. நேரடியாக விழித்து கொள்வோம். மேலும் இரத்த சுத்திகரிப்பு பணியும் இந்த முதல் நிலையில் தான் நடைபெறுகிறது. அளவுக்கு அதிகமாக உடலில் நச்சுத்தன்மை அல்லது நீர் இருந்தாலோ அல்லது நீர் பற்றாக்குறை இருந்தாலோ நம்மால் இரண்டாம் நிலைக்கு செல்ல முடியாது விழித்து கொள்வோம்.

இரண்டாவது நிலை:

இரண்டாவது நிலை சுமார் அரை மணி நேரம் முதல் ஒன்றரை மணி நேரம் வரை நீடிக்கும். இந்த நிலையில் நமது உடலின் வெப்பம், இரத்த அழுத்தம், ஆக்சிஜன் அளவு, குளுக்கோஸ் அளவு ஆகியவை படிப்படியாக குறைக்கப்பட்டு உடலின் ஒட்டுமொத்த ஆற்றல் செயல்பாடு சுமார் 60% வரை குறைக்கப்படும். இந்த நிலையில் நமக்கு கனவுகள் தோன்றும் இருப்பினும் அவை நாம் ஆழ்ந்த உறக்கத்தை அடையும் போது முழுமையாக அழிக்கப்படும்.

இந்த இரண்டாம் நிலையில் எந்த ஒரு தொந்தரவும் இல்லாமல் இருந்தால் தான் மூன்றாம் நிலைக்கு செல்ல முடியும் இல்லையெனில் விடியும் வரை இரண்டாம் நிலையிலேயே இருக்க வேண்டிய நிலை

ஏற்படலாம்.

மூன்றாம் நிலை:

மூன்றாம் நிலை தான் ஆழ்ந்த தூக்கம் ஆகும். ஆழ்ந்த தூக்கத்தில் நமது உடலின் ஒட்டுமொத்த ஆற்றல் செயல்பாடு 95% வரை படிப்படியாக குறைக்கப்படும். இவ்வாறு இது உச்சத்தை தொடுவதற்கு ஒரு மணி நேரம் வரை ஆகும். சுமார் ஒரு மணி நேரத்திற்கு பிறகு நமது உடல் கிட்டத்தட்ட 95% செயலற்ற நிலையில் இருக்கும். இதுதான் ஆழ்ந்த தூக்கத்தின் உச்சநிலை ஆகும். நமது உடலின் ஆரோக்கியம் மற்றும் இரத்த ஓட்டத்தை பொறுத்து இது சில வினாடிகள் முதல் சில நிமிடங்கள் வரை நீடிக்கும். இந்த நிலையில் நமது மூளை உடலில் ஏதேனும் பாதிப்பை உணரும் போது விழித்து கொள்வதற்கான சமிக்ஞையை ஏற்படுத்துகிறது. பிறகு உடலின் வெப்பநிலை மற்றும் இரத்த ஓட்டம் படிப்படியாக உயர்த்தப்பட்டு உடலானது நான்காம் நிலைக்கு செல்கிறது.

இந்த மூன்றாவது நிலையில் லேசான இரத்த ஓட்டத்தை தவிர வேறு எந்த செயலும் நடைபெறாது. மேலும் இந்த நிலையில் கனவுகள் ஏற்படாது. மூன்றாம் நிலையில் வெப்பநிலை குறைவாக இருப்பதாலும் நோய் எதிர்ப்பு மண்டலம் வலிமை குறைந்து செயல்படுவதாலும் இந்த நிலையில் உடலில் கிருமிகளின் அளவு அதிகரிக்கும்.

நான்காம் நிலை:

அரை மணி நேரம் முதல் ஒன்றரை மணி நேரம் வரை இது நீடிக்கும். இந்த நிலையில் தான் நமது உடல் செயலற்ற நிலையில் இருந்து படிப்படியாக இயல்பு நிலைக்கு திரும்ப ஆரம்பிக்கும். இந்த நிலையில் வெப்பநிலை, ஆக்சிஜன் அளவு, குளுக்கோஸ் அளவு, இரத்த அழுத்தம் ஆகியவை படிப்படியாக அதிகரிக்க ஆரம்பிக்கும்.

இந்த நான்காம் நிலையில் நாம் சிறுவயதில் அனுபவித்த தரவுகளின் அடிப்படையில் கனவுகள் ஏற்படும். மேலும் நமது உடலின் ஆற்றல் 60 சதவீதம் வரை செயல்பாட்டுக்கு வரும்.

ஐந்தாம் நிலை:

ஐந்தாம் நிலை சுமார் ஒன்றரை மணி நேரம் முதல் இரண்டரை மணி நேரம் வரை நீடிக்கும். இந்த நிலை என்பது நமது உடல் மீண்டும் செயல்பட ஆரம்பிக்கும் சமயமாகும். அதாவது உணவு செரித்தல், இரத்தத்தில் உள்ள கழிவுகளை நீக்குதல் போன்ற செயல்கள் பகலில் நடப்பது போலவே இந்த நிலையில் நடக்கும்.

ஐந்தாம் நிலையில் சமீபத்தில் நடந்த நிகழ்வுகளின் தரவுகளின் அடிப்படையில் கனவுகள் ஏற்படும். ஐந்தாம் நிலையில் மெலடோனின் அளவு படிப்படியாக குறைய ஆரம்பிக்கும். ஐந்தாம் நிலையின் இறுதியே நாம் தூக்கத்தில் இருந்து விழிப்பதற்கு சரியான நேரம் ஆகும்.

வெறும் ஐந்து மணி நேரத்தில் முழுமையான தூக்கத்தை பெறுவது எப்படி?

தூக்கத்தை பற்றிய பல்வேறு தகவல்களை பார்த்தோம் இப்போது ஐந்து மணி நேரத்தில் முழுமையான தூக்கத்தை பெறுவது எப்படி என்பதை பார்க்கலாம்.

இரவு தூங்க செல்வதற்கு இரண்டு மணி நேரத்திற்கு முன்பு சாப்பிட்டு முடித்திருக்க வேண்டும். இரவில் எளிதில் செரிமானம் ஆகும் உணவை சாப்பிட வேண்டும் அல்லது குறைவான அளவு உணவு சாப்பிட வேண்டும்.

மாலையில் மகிழ்ச்சியாக இருக்க வேண்டும். மாலையில் எளிமையான வேலைகளை மட்டுமே செய்ய வேண்டும். கடினமான வேலைகளை

செய்ய கூடாது. தூங்க செல்வதற்கு முன் எதையும் யோசிக்கவோ திட்டமிடவோ கூடாது

உங்கள் சூழ்நிலையை(கிருமிகளின் தாக்கம்) பொறுத்து நீங்கள் குளிப்பதற்கு அவசியம் இருந்தால் கண்டிப்பாக குளிக்க வேண்டும். மேலும் இரவு தூங்குவதற்கு முன் பல் துலக்க வேண்டும்.

குறைந்த பட்சம் இரவு பத்து மணிக்குள் உறங்க ஆரம்பித்து இருக்க வேண்டும். பொதுவாக இரவு எட்டு அல்லது ஒன்பது மணிக்குள் தூங்க ஆரம்பிப்பது நல்லது.

தூங்குவதற்கு முன்பு தூக்க தியானம் செய்ய வேண்டும்.

அதிகாலையில் தூக்கம் கலைந்த உடன் உடனடியாக எழுந்திருக்க வேண்டும். மீண்டும் தூங்க முயற்சிக்க கூடாது.

தூக்கத்தில் இருந்து எழுந்ததும் விழிப்பு தியானம் செய்ய வேண்டும்.

தூக்க தியானம்:

இந்த தியானத்தை நாம் தூங்க ஆரம்பிக்க போது செய்ய வேண்டும். நாம் எப்போதும் தூங்கும் இடத்தில் தூங்கும் போது இருக்கும் சூழலில் இந்த தியானத்தை செய்ய வேண்டும். அதாவது இந்த தியானம் செய்யும் போது படுக்கை அறையில் வெளிச்சம் இருக்க கூடாது. தூங்குவதற்கு தொந்தரவு தரும் எந்தவொரு ஓசையும் மணமும் அந்த அறையில் இருக்க கூடாது.

அமைதியான சூழ்நிலையில் அதாவது தூங்கும் போது படுக்கை அறை இருக்கும் சூழலில் இந்த தியானத்தை செய்ய வேண்டும். நீங்கள் எப்போதும் படுக்கும் இடத்தில் நேராக அமர்ந்து கொள்ள வேண்டும். கண்களை மூடி தியானம் செய்ய ஆரம்பிக்க வேண்டும். இந்த தியானம் செய்யும் போது மூச்சுக்காற்றை கவனிக்க கூடாது. மேலும்

இந்த தியானம் செய்யும் போது முதுகெலும்பு வளைந்திருக்க வேண்டும். அதாவது இந்த தியானம் செய்யும் போது முதுகெலும்பை நேராக நிமிர்த்தி அமரக்கூடாது.

தூக்கம் கட்டுப்படுத்த முடியாத அளவுக்கு வரும் போது அப்படியே படுத்து தூங்கி விட வேண்டும். இதற்கு பெயர் தான் தூக்க தியானம்.

விழிப்பு தியானம்:

தூக்க தியானத்திற்கு நேர் எதிரான தியானம் விழிப்பு தியானம் ஆகும். விழிப்பு தியானத்தை படுக்கும் இடத்தில் செய்யக்கூடாது. நல்ல வெளிச்சமான காற்றோட்டமான இடத்தில் இந்த தியானத்தை செய்ய வேண்டும். இந்த தியானம் செய்யும் போது தூக்கத்திற்கு தொந்தரவு தரும் ஓசை மற்றும் மணம் அந்த இடத்தில் நிரம்பி இருக்க வேண்டும்.

காலையில் எழுந்ததும் தண்ணீர் குடித்து விட்டு மலம் சிறுநீர் கழித்த பிறகு நல்ல வெளிச்சமான இடத்தில் அமர்ந்து கண்களை மூடி தியானம் செய்ய ஆரம்பிக்க வேண்டும். இந்த தியானம் செய்யும் போது மூச்சை நன்றாக இழுத்து விட வேண்டும். மேலும் இந்த தியானம் செய்யும் சமயத்தில் முதுகெலும்பு நேராக இருக்கும்படி அமர்ந்திருக்க வேண்டும்.

ஒரே இடத்தில் நீண்ட நேரம் அமர முடியாத அளவுக்கு உடலில் சுறுசுறுப்பும், வேலை செய்வதற்கு ஆர்வமும் ஏற்படும் போது கண்களை திறந்து தியானத்தில் இருந்து வெளியே வந்து விட வேண்டும்.

தூக்க தியானம் மற்றும் விழிப்பு தியானம் வேறுபாடுகள்:

வெளிச்சம்: தூக்க தியானம் இருட்டில் செய்ய வேண்டும். விழிப்பு தியானம் வெளிச்சத்தில் செய்ய வேண்டும்.

ஓசை: தூக்க தியானம் அமைதியான சூழலில் செய்ய வேண்டும். விழிப்பு தியானம் ஓசை மிகுந்த சூழலில் செய்ய வேண்டும்.

மணம்: தூக்க தியானம் செய்யும் போது எந்த ஒரு மணமும் தொந்தரவாக இருக்க கூடாது. விழிப்பு தியானம் செய்யும் இடத்தில் நன்றாக மணம் வீசும் படி இருக்க வேண்டும்.

மூச்சு: தூக்க தியானம் செய்யும் போது மூச்சை கவனிக்க கூடாது. விழிப்பு தியானம் செய்யும் போது மூச்சை நன்றாக இழுத்து வெளிவிட வேண்டும்.

முதுகெலும்பு: தூக்க தியானம் செய்யும் போது முதுகெலும்பு நேராக இருக்க கூடாது. விழிப்பு தியானம் செய்யும் போது முதுகெலும்பு நேராக இருக்கும்படி அமர்ந்திருக்க வேண்டும்.

தூக்க தியானம் மற்றும் விழிப்பு தியானம் கட்டாயம் செய்ய வேண்டுமா?

ஆமாம் கண்டிப்பாக ஆரம்பத்தில் தொடர்ந்து மூன்று மாதங்கள் வரை இதனை நீங்கள் கண்டிப்பாக செய்ய வேண்டும். மூன்று மாதங்களுக்கு பிறகு உங்களுடைய உடல் ஆழ்ந்த தூக்கத்தை எளிதாக அடைவதற்கு ஏற்றவாறு மாறிவிடும். அதன் பிறகு இந்த தியானங்களை செய்ய வேண்டிய அவசியம் இருக்காது. நேரடியாக படுத்தவுடன் உறங்கி நான்கு அல்லது ஐந்து மணி நேரத்தில் முழுமையான தூக்கத்தை அடைந்து மிகவும் தெளிவுடன் விழித்து கொள்வோம்.

தூக்க தியானம் செய்யும் போது நமது உடலில் மெலடோனின் அளவு படிப்படியாக அதிகரிக்கும். இதனால் உங்களால் மிகவும் தரமான ஆழ்ந்த தூக்கத்தை பெற முடியும். மேலும் தூக்க தியானத்தின் மூலம் ஆரம்பத்தில் சுமார் இரண்டு மணி நேரம் வரை சேமிக்க முடியும். தூக்க தியானம் செய்ய வில்லை என்றால் உங்கள் மனதில் இருக்கும்

தேவையில்லாத சிந்தனைகள் உங்களை தூங்க விடாமல் தடுத்து கொண்டே இருக்கும் இதனால் நீங்கள் ஆழ்ந்த தூக்கத்தை அடைய பல மணி நேரங்கள் ஆகலாம். ஆகையால் ஆரம்ப காலத்தில் தூக்க தியானம் செய்வது மிகவும் அவசியம் ஆகும்.

விழிப்பு தியானம் செய்யும் போது நமது உடலில் மெலடோனின் அளவு படிப்படியாக குறைய ஆரம்பிக்கும். இதனால் அதிகாலையில் ஏற்படும் தூக்க கலக்கத்தை குறைக்க முடியும். மேலும் விழிப்பு தியானத்தின் மூலம் ஆரம்பத்தில் சுமார் இரண்டு மணி நேரம் வரை சேமிக்க முடியும். விழிப்பு தியானம் செய்ய வில்லை என்றால் உங்கள் மனதில் இருக்கும் தேவையில்லாத கனவுகள் உங்களை விழித்து கொள்ள விடாமல் தடுத்து கொண்டே இருக்கும். இதனால் நீங்கள் முழுமையாக தெளிவு பெறுவதற்கு பல மணி நேரங்கள் வரை ஆகலாம்.

இந்த விழிப்பு தியானத்தை நீங்கள் செய்ய வில்லை என்றால், காலையில் குளித்த பிறகு கண்கள் சிவந்து காணப்படும். மேலும் கண்களில் எரிச்சல் மற்றும் வலி ஆகியவை ஏற்படும். மேலும் காலையில் உங்களுக்கு பசி எடுக்காது. ஏனெனில் உங்கள் உடலில் மெலடோனின் அளவு இன்னும் குறையாமல் இருப்பதே இதற்குக் காரணம். அனைவராலும் விழிப்பு தியானம் செய்ய முடியாது ஏனெனில் விழிப்பு தியானம் செய்யும் போது அது மற்றவர்களுக்கு தொந்தரவாக இருக்கும். ஆகையால் இது போன்ற சூழ்நிலையில் உள்ளவர்கள் காலையில் காஃபி அல்லது கசப்பான ஏதேனும் உணவை உண்பதன் மூலம் உடலின் மெலடோனின் அளவை குறைக்க முடியும். மேலும் இதனால் காலையிலேயே உங்களுக்கு அதிகளவில் பசி ஏற்படும்.

இதில் முக்கியமான விஷயம் என்னவென்றால் மாலையில் அல்லது இரவில் காஃபி அல்லது கசப்பான உணவு பொருட்களை உண்ண கூடாது. ஏனெனில் இவை உங்கள் உடலில் மெலடோனின் அளவை

குறைத்து பசியை அதிகரிக்க செய்யும். இதனால் உங்களால் இரவில் தூங்க முடியாமல் போகலாம்.

பாம்பு விஷம், கசப்பு மற்றும் ஆழ்ந்த தூக்கம்:

பாம்பு கடிக்கும் போது அந்த விஷம் நம்மை சிறிது நேரத்தில் மயக்கம் அடைய செய்து நம்மை சில நிமிடங்களில் ஆழ்ந்த தூக்கத்திற்கு கொண்டு சென்று நிரந்தரமாக கொன்று விடும். பாம்பு விஷம் மெலடோனின் போன்றது ஆகும். இது மெலடோனினை விட பல நூறு மடங்கு வீரியம் மிக்கது. இதனால் தான் விஷம் உடலில் பரவியவுடன் ஆழ்ந்த தூக்கத்திற்கு சென்று சில நிமிடங்களில் இறந்து விடுகிறார்கள்.

விஷம் உடலில் பரவிய பிறகு மிகவும் கசப்பான உணவுப் பொருட்களை சாப்பிட வேண்டும். அப்போது தான் அந்த விஷத்தின் வீரியம் குறைய ஆரம்பிக்கும். இதில் முக்கியமான விஷயம் என்னவென்றால் விஷம் உடலில் பரவியவரை தூங்க விட கூடாது. ஏனெனில் அவர் தூங்கிய சில நிமிடங்களில் அவர் ஆழ்ந்த தூக்கத்திற்கு சென்று விடுவார். பிறகு அவரை விழித்து கொள்ள செய்ய முடியாது. இதனால் அவர் நிரந்தரமாக இறந்து விட வாய்ப்பு உள்ளது.

காரம் மற்றும் கசப்பான உணவு பொருட்கள் பசியை தூண்டி தூக்கத்தை குறைக்கிறது. இவை பழங்கால வைத்திய முறைகளில் அதிக அளவில் பயன்படுத்தப்பட்டது. இது போன்ற விஷயங்களை நவீன கால மருத்துவர்களால் புரிந்து கொள்ள முடியாது. ஏனெனில் இந்த விஷயங்கள் அறிவியலால் இன்று வரை நிரூபிக்கப்படவில்லை.

அலாரம்:

காலையில் எழுந்திருக்க கண்டிப்பாக அலாரம் வைக்க கூடாது. அதிகாலையில் விழிப்பு என்பது தானாக ஏற்பட வேண்டும் அலாரம்

வைத்து எழுந்திருக்கும் போது நீங்கள் முழுமையான தூக்கத்தை பெற்று இருந்தாலும் அது பயனில்லாமல் போகும். எத்தனை நாட்கள் ஆனாலும் பரவாயில்லை எத்தனை மணி நேரம் தூங்கினாலும் பரவாயில்லை ஆனால் கண்டிப்பாக அலாரம் வைத்து மட்டும் என்றைக்கும் எழுந்து கொள்ளாதீர்கள்.

அலாரம் வைத்து எழுந்திருக்கும் போது நமது உடலில் உள்ள இயற்கை கடிகாரம் சரியாக இயங்காமல் போகும். இதனால் உங்களால் ஆழ்ந்த தூக்கத்தை அடுத்த நாள் அடைய முடியாத சூழல் உருவாகும். அதாவது அடுத்த நாள் ஆழ்ந்த தூக்கத்திற்கு செல்வதற்கு உங்களுக்கு நீண்ட நேரம் ஆகும்.

நான் மேலே கூறிய அனைத்து வழிமுறைகளையும் நீங்கள் சரியாக செய்தாலும் ஆரம்பத்திலேயே நான்கு அல்லது ஐந்து மணி நேரத்தில் முழுமையான தூக்கத்தை கண்டிப்பாக அனைவராலும் பெற முடியாது. நான்கு அல்லது ஐந்து மணி நேரத்தில் முழுமையான தூக்கத்தை பெறுவதற்கு ஏற்ற வகையில் சிலருக்கு உடல் மாறுவதற்கு கிட்டத்தட்ட இரண்டு வாரங்கள் வரை ஆகும்.

அதுவரை நீங்கள் அமைதியாக பொறுத்திருக்க வேண்டும். நான் மேலே கூறிய வழிமுறைகளை நீங்கள் சரியாக செய்தாலும் முழுமையான தூக்கத்தை பெறுவதற்கு சிலருக்கு ஆரம்ப காலங்களில் ஏழு அல்லது எட்டு மணி நேரம் ஆகும். இது கிட்டத்தட்ட சில நாட்கள் வரை கூட தொடரலாம். அதன் பிறகு இது படிப்படியாக குறைந்து இரண்டு வாரங்களுக்கு பிறகு நான்கு அல்லது ஐந்து மணி நேரமாக குறையும்.

ஆரம்ப காலங்களில் அலாரம் வைத்து எழுந்து கொள்ளாதீர்கள். ஏனெனில் ஆரம்ப காலங்களில் சிலருக்கு முழுமையான தூக்கத்தை பெறுவதற்கு ஏழு அல்லது எட்டு மணி நேரம் வரை தேவைப்படலாம். ஆகையால் என்றைக்கும் அலாரம் இல்லாமல் தானாக எழுந்திருக்க முயற்சி செய்யுங்கள்.

இடர்பாடான தூக்கம்:

நீங்கள் தூங்க ஆரம்பித்து நான்கு மணி நேரத்திற்குள் தானாக விழித்து கொண்டு விட்டால், நீங்கள் ஆழ்ந்த தூக்கத்திற்கு செல்லவில்லை என்று அர்த்தம். மேலும் அதன் பிறகு அந்த நாள் முழுவதும் தூங்கினாலும் உங்களால் ஆழ்ந்த தூக்கத்திற்கு செல்ல முடியாது. ஏனெனில் உங்கள் உடல் ஏதேனும் பிரச்சனையால் பாதிக்கப்பட்டு உள்ளது என்பது இதன் பொருள். உங்கள் உடல் முழுமையாக குணம் அடைந்த பிறகு தான் உங்களால் ஆழ்ந்த தூக்கத்திற்கு செல்ல முடியும். ஆகையால் தூங்க ஆரம்பித்து நான்கு மணி நேரத்திற்குள் தானாக விழிப்பு ஏற்படாமல் இருக்க உங்கள் உடலை ஆரோக்கியமாக வைத்துக் கொள்வது மிகவும் அவசியம் ஆகும்.

உடலில் ஏற்படும் பிரச்சனைகளால் மட்டும் அல்ல, சுற்றுப்புற சூழலால் நான்கு மணி நேரத்திற்குள் விழித்து கொண்டால் கூட உங்களால் அன்றைய நாள் முழுவதும் திரும்ப ஆழ்ந்த தூக்கத்திற்கு செல்ல முடியாது. ஆகையால் தூங்க ஆரம்பித்து முதல் நான்கு மணி நேரம் வரை எந்த ஒரு தொந்தரவும் உங்கள் தூக்கத்தை பாதிக்காத வகையில் பார்த்துக் கொள்ள வேண்டும். தூங்க ஆரம்பித்து நான்கு மணி நேரத்திற்குள் விழித்து கொண்டு, "நான் சீக்கிரம் எழுந்து விட்டேன்" என்று கூறி கொள்ளாதீர்கள். ஏனெனில் நீங்கள் இன்னும் தூங்கவே ஆரம்பிக்கவில்லை என்பதுதான் உண்மை.

நீங்கள் ஆழ்ந்த தூக்கத்தை அடையவில்லை என்பதற்கான அறிகுறிகள்:

தூங்கி எழுந்த பிறகு, கண்களை இமைக்கும் போது கண்களில் நீர் வடிதல், கண்களில் எரிச்சல், கண்களில் வலி, கண்கள் சிவந்து காணப்படுதல்

தூங்கி எழுந்த பிறகு, காய்ச்சல், ஜலதோஷம், உடலில் ஆங்காங்கே அரிப்பு ஆகியவற்றை உணர்தல்

தூங்கி எழுந்த பிறகு, தலைவலி, முதுகுவலி, கைகால் வலி மற்றும் உடல்வலி ஆகியவற்றை உணர்தல்

தூங்கி எழுந்த பிறகு, வாந்தி, வயிற்றுப்போக்கு மற்றும் வயிறு வலி ஆகியவை ஏற்படுதல்

தூக்கத்தில் எதிர்மறையான, உங்களுக்கு விருப்பம் இல்லாத கனவுகள் ஏற்படுதல்

தூங்கி எழுந்த பிறகு, கோபம் எரிச்சல் போன்ற எதிர்மறையான உணர்வுகள் தோன்றுதல்

தூங்க ஆரம்பித்து நான்கு மணி நேரத்திற்குள் விழித்து கொள்ளுதல்

தூங்கி எழுந்த பிறகு மிகவும் சோர்வாக உணர்தல். மீண்டும் தூங்க வேண்டும் என்கிற உணர்வு ஏற்படுதல்

நீங்கள் ஆழ்ந்த தூக்கத்தை அடைந்ததற்கான அறிகுறிகள்:

உங்கள் கண்கள் மிகவும் தெளிவாக இருக்கும். இதனால் நீங்கள் பார்க்கும் காட்சிகள் அனைத்தும் தெளிவாகவும் அழகாகவும் உங்களுக்கு தெரியும்.

தூங்கி எழுந்த பிறகு மிகவும் புத்துணர்ச்சியுடன் காணப்படுவீர்கள். நீங்கள் மிகவும் சுறுசுறுப்பாக செயல்படுவீர்கள்.

தூக்கத்தில் நேர்மறையான அல்லது உங்களுக்கு பிடித்த கனவுகள் ஏற்படுதல். சில சமயங்களில் தூங்கி எழுந்த பிறகு உங்களுக்கு ஏற்பட்ட இந்த கனவுகள் அனைத்தும் உடனடியாக மறந்து போய் விடும். இருப்பினும் அந்த கனவுகள் ஏற்படுத்திய நேர்மறையான

உணர்வுகள் உங்கள் மனதில் அப்படியே இருக்கும்.

தூங்கி எழுந்த பிறகு, மிகவும் நேர்மறையாக மகிழ்ச்சியாக உணர்தல்

அதிகாலையிலேயே மிகவும் கடினமான வேலைகளில் கூட மிகவும் ஆர்வத்துடன் ஈடுபடுதல்

எழுந்த சில மணி நேரங்களிலேயே அதிகமாக பசி எடுத்தல்

எத்தனை மணி நேரம் தூங்கினாலும் ஆழ்ந்த தூக்கத்தை அடைய முடியாதவர்கள்:

காய்ச்சலால் பாதிக்கப்பட்டவர்கள்

நிறைமாத கர்ப்பிணி பெண்கள்

மாதவிடாய் காலத்தில் பெண்கள்

உடலில் தீவிர வலி மற்றும் காயங்கள் கொண்டவர்கள்

தீவிர மனக்குழப்பத்தில் உள்ளவர்கள்

அதிகப்படியான பய உணர்வில் இருப்பவர்கள்

ஏதேனும் ஒரு விஷயத்தை பற்றி தீவிரமாக யோசித்து கொண்டு இருப்பவர்கள்

மிகவும் ஆபத்தான பிரச்சினையில் தான் இருப்பதாக நினைப்பவர்கள்

ஏதேனும் ஒரு விஷயத்தை தீவிரமாக எதிர்பார்த்து காத்து கொண்டு இருப்பவர்கள்

காதலன் அல்லது காதலியை நினைத்து தீவிரமாக கனவு
காண்பவர்கள்

அடுத்த நாள் மிகவும் முக்கியமான நாள் என்று பயந்து கொண்டு
எதிர்பார்த்து காத்து இருப்பவர்கள்

அதிக சத்தமுள்ள இடர்பாடான இடங்களில் தூங்குபவர்கள்

மிகவும் வெளிச்சமான பகுதிகளில் தூங்குபவர்கள்

பகலில் நீண்ட நேரம் தூங்குபவர்கள்

அதிக வெப்பமான பகுதிகளில் தூங்குபவர்கள்

மிகவும் குளிரான பகுதிகளில் தூங்குபவர்கள்

கடினமாக உழைத்தவர்கள்

சோம்பேறியாக ஒரு வேலையும் செய்யாதவர்கள்

தீவிர மன வருத்தத்தில் இருப்பவர்கள் மற்றும் பலர்.

மேற்கண்ட இவர்களால் ஆழ்ந்த தூக்கத்திற்கு செல்ல முடியாது.
ஆகையால் இவர்கள் அறிவுச் சார்ந்த எந்த ஒரு வேலையும்
செய்யாமல் மகிழ்ச்சியாக அமைதியான சூழலில் நன்றாக ஓய்வு
எடுப்பது மிகவும் அவசியம்.

இத்துடன் இந்த புத்தகம் முடிந்துவிட்டது. இதன் பிறகு ஆழ்ந்த
தூக்கத்துடன் சம்பந்தப்பட்ட கூடுதல் தகவல்களை கூறியுள்ளேன்.
விருப்பம் இருந்தால் படிக்கலாம் இல்லையென்றால் இத்துடன்
முடித்துக் கொள்ளலாம்.

ஆழ்ந்த தூக்கம் மற்றும் மகிழ்ச்சி:

ஆழ்ந்த தூக்கத்தை உலகில் உள்ள மக்கள் அனைவரும் எப்படியும் கிட்டத்தட்ட 99% நாட்கள் கண்டிப்பாக பெற்று விடுவார்கள். இருப்பினும் அவர்கள் 4% நாட்கள் மட்டுமே தரமான ஆழ்ந்த தூக்கத்தை பெறுகிறார்கள். சாதாரண ஆழ்ந்த தூக்கம் என்பது உயிர் வாழ மட்டுமே உதவியாக இருக்கும். தரமான ஆழ்ந்த தூக்கம் தான் நம்மை மகிழ்ச்சியுடன் வாழ வைக்கும். இவ்வுலகில் உள்ள பெரும்பாலான மக்கள் வெறும் ஒரு சில வினாடிகள் வரை மட்டுமே நீடிக்கும் ஆழ்ந்த தூக்கத்தை பெறுகிறார்கள். இதனால் இவர்கள் மகிழ்ச்சி இல்லாமல் வேதனையில் வாழ்க்கையை வெறுத்து வாழ பிடிக்காமல் வாழ்ந்து கொண்டு வருகிறார்கள்.

நீண்ட நேரம் ஆழ்ந்த தூக்கத்தை அடைய வேண்டும் என்றால், மாலையில் நாம் மிகவும் மகிழ்ச்சியாக இருப்பது மிகவும் அவசியம் ஆகும். மாலையில் மகிழ்ச்சியாக இருந்தால் நீண்ட நேரம் ஆழ்ந்த தூக்கத்தை பெற முடியும். நீண்ட ஆழ்ந்த தூக்கத்தை அடைந்தால் அடுத்த நாள் முழுவதும் நேர்மறை எண்ணங்களால் நமது மனதை நிரப்ப முடியும்.

இளமை மற்றும் ஆழ்ந்த தூக்கம்:

என்றும் இளமையாக வாழ வேண்டும் என்று பலரும் ஆசைப்பட்டு இருப்பார்கள். இது இன்றைய அறிவியல் உலகில் சாத்தியம் இல்லாத ஒன்று என்று நிரூபிக்கப்பட்டுள்ளது. இது அறிவியலால் முடியாமல் போகலாம் ஆனால் மனித மனத்தின் மூலம் இதனை கண்டிப்பாக சாத்திய படுத்தலாம். ஒவ்வொரு நாளும் தரமான ஆழ்ந்த தூக்கத்தை பெறுவதன் மூலம் ஒருவன் என்றும் இளமையுடன் இருக்க முடியும். அது எப்படி என்பதை விரிவாக பார்க்கலாம் வாருங்கள்.

இவ்வுலகில் வாழும் எந்தவொரு உயிரினமும் தன் இனம் அழியாமல் தொடர்ந்து உயிர் வாழ்வதற்கு இரண்டு வழிகளை பின்பற்றுகின்றன. அதில் ஒன்று இனப்பெருக்கம் மற்றொன்று புத்துயிராக்கம்.

இனப்பெருக்கத்தின் மூலம் ஒரு உயிரினத்தின் இனம் அழியாமல் தொடர்ந்து வாழ்வதற்கு வழி செய்ய முடியுமே தவிர அந்த உயிரை தொடர்ந்து உயிர் வாழ செய்ய முடியாது. ஆனால் புத்துயிராக்கம் மூலம் ஒரு உயிரை நீண்ட நாட்கள் தொடர்ந்து உயிர் வாழ வைக்க முடியும். புத்துயிராக்கம் என்பது ஒரு உயிரினத்தின் உடலும் உயிரும் அழியாமல் மீண்டும் அதே உடலில் புதிய உயிராக பரிணமிப்பது ஆகும். இந்த செயல்பாடு அனைத்து உயிரினங்களிலும் இன்றும் செயல்பட்டு கொண்டு இருக்கிறது. இருப்பினும் இது பரிணாம வளர்ச்சியில் மிகவும் குறைந்த அளவில் மட்டுமே மாற்றம் பெற்றுள்ளது.

உதாரணமாக இனப்பெருக்கம் என்பது புத்துயிராக்கத்தை விட பல ஆயிரம் மடங்கு மிகவும் சிக்கலான கடினமான ஒன்று ஆகும். இருப்பினும் இனப்பெருக்கம் என்பது பல மடங்கு பரிணாம வளர்ச்சி அடைந்து இன்று மிகவும் எளிதாக மாறியுள்ளது. இனப்பெருக்கம் என்பது ஒரு இனத்தின் இரண்டு வெவ்வேறு உயிர்களின் உயிர் ஆதாரத்தை இணைத்து புதிய உயிராக பரிணமிப்பது ஆகும். இது அவ்வளவு எளிதான காரியமல்ல. ஒரே இனத்தின் இரண்டு வெவ்வேறு உயிர்களை ஒன்று சேர்க்கும் மிகவும் கடினமான இந்த செயல்பாடு இன்று மிகவும் எளிமையான ஒன்றாக மாறிவிட்டது.

புத்துயிராக்கம் என்பது இனப்பெருக்கத்தை விட மிகவும் எளிமையான செயல்பாடு ஆகும். இதற்கு இரண்டு உயிர்களை சேர்க்க வேண்டிய அவசியம் இல்லை. இருப்பினும் பரிணாம வளர்ச்சியில் இந்த செயல்பாடு மிகவும் குறைந்த அளவில் மட்டுமே பரிணாமம் அடைந்துள்ளது.

இனப்பெருக்கத்தின் முக்கியமான ஆணிவேர் என்பது இரண்டு உயிர்களின் உயிர் ஆதாரத்தை இணைப்பது ஆகும். அதைப்போலவே புத்துயிராக்கத்தின் ஆணிவேர் என்பது ஆழ்ந்த தூக்கம் ஆகும்.

ஆயுட்காலம்:

எந்த ஒரு பொருளுக்கும் ஆயுட்காலம் என்று ஒன்று உள்ளது அதன் பிறகு அது முழுமையாக சிதைந்து விடும். ஆனால் விலங்குகளை பொறுத்தவரை ஆயுட்காலம் என்று ஒன்று கிடையாது அவற்றால் எத்தனை ஆண்டுகள் வரையிலும் தொடர்ந்து அழியாமல் உயிர் வாழ முடியும். இருப்பினும் விலங்குகளின் உடலில் வயதாகுதல் என்கிற செயல்பாடு தொடர்ந்து நடைபெறுவதால் அவற்றால் தொடர்ந்து உயிர்வாழ முடிவதில்லை.

வயதாகுதல் என்கிற செயல்பாடு உலகில் உள்ள எந்த ஒரு உயிரினமும் தொடர்ந்து இவ்வுலகில் நீடிப்பதற்கு மிகவும் அவசியமான ஒன்றாகும். வயதாகுதல் என்கிற செயல்பாடு நடைபெறாமல் இருந்திருந்தால் உலகில் உள்ள பெரிய அளவில் பரிணாமம் அடைந்த பல்வேறு உயிரினங்கள் என்றைக்கோ இவ்வுலகில் இருந்து முற்றிலும் அழிந்து போய் இருக்கும்.

வயதாகுதல் எப்படி ஒரு உயிரினத்தை அழிவிலிருந்து பாதுகாக்கிறது?

நமது உடலில் பல்வேறு வகையான செல்கள் இருக்கின்றன. உதாரணமாக ரத்த சிவப்பு செல்கள், வெள்ளை அணுக்கள், தட்டணுக்கள், நரம்பு செல்கள், தசைச் செல்கள் மற்றும் பல. இவை அனைத்திற்கும் ஆதாரமாக இருப்பது ஆதார செல்கள் (stem cells) ஆகும். ஸ்டெம் செல்களின் உற்பத்தியை குறைக்கும் செயல்பாடே வயதாகுதல் ஆகும்.

இந்த ஸ்டெம் செல்கள் நம் உடலில் எந்தவொரு செல்லாகவும் மாற முடியும். மேலும் ஒரு ஸ்டெம் செல் இரண்டாக பிரிந்து இரண்டு புதிய ஸ்டெம் செல்களை உருவாக்க முடியும். இதைப்போலவே ஒரு ஸ்டெம் செல் எத்தனை ஆயிரம் தடவை வேண்டுமானாலும் பிரிந்து எண்ணிலடங்கா புதிய ஸ்டெம் செல்களை உருவாக்க முடியும். இருப்பினும் இந்த ஸ்டெம் செல் உற்பத்தியை நமது உடலானது வேண்டுமென்றே குறைக்கிறது.

நாம் வயதாக, வயதாக நமக்கு அதிகளவில் ஸ்டெம் செல்கள் உற்பத்தி தேவைப்படுகிறது. இருப்பினும் அதற்கு எதிர்மறையாக நமது உடலானது வயதாக, வயதாக ஸ்டெம் செல்கள் உற்பத்தியை வேண்டுமென்றே குறைக்கிறது.

ஏன் ஸ்டெம் செல்களின் உற்பத்தி குறைக்க படுகிறது?

வயதானாலும் நம்மால் குறைந்த பட்சம் அறுபது வயது வரையாவது உயிர் வாழ முடியும் ஆனால் வயது ஆகவில்லை என்றால் சில வருடங்களிலேயே நாம் இறந்து விடுவோம். உதாரணமாக வயதாக, வயதாக ஒருவருக்கு ஸ்டெம் செல்களின் உற்பத்தி குறையாமல் இருந்தால் உற்பத்தியாகும் செல்களில் சில செல்கள் கேன்சர் செல்களாக மாறி உடலை அழிக்க ஆரம்பிக்கும். பின்னர் கேன்சர் செல்கள் உடல் முழுவதும் பரவி சில வருடங்களில் அந்த மனிதனை கொன்றுவிடும்.

இதனால் தான் வயதாக, வயதாக ஸ்டெம் செல்களின் உற்பத்தி வேண்டுமென்றே குறைக்கப்படுகிறது. ஒருவேளை ஸ்டெம் செல்கள் கேன்சர் செல்களாக மாறாமல் ஒழுங்காக செயல்பட்டால் நம்மால் என்றும் இளமையாக வாழ முடியும்.

ஸ்டெம் செல்கள் கேன்சர் செல்களாக மாறாமல் தடுப்பது எப்படி?

ஆழ்ந்த தூக்கத்தின் மூலம் ஸ்டெம் செல்கள் கேன்சர் செல்களாக மாறாமல் தடுக்க முடியும். எந்தவொரு உயிரினமும் நீண்ட நாட்களுக்கு ஆழ்ந்த தூக்கத்திற்கு செல்லாமல் இருக்கும் போது அதன் அறிவு திறன் முழுமையாக பாதிக்கப்பட்டு மிருகதன்மையுடன் செயல்படும் என்பதை நாம் ஏற்கனவே பார்த்தோம். அறிவுத்திறன் பாதிக்க படுவதற்கான முக்கியமான காரணம் மூளையின் நினைவக செயல்பாடு முழுமையாக செயல்படாமல் போவதே ஆகும்.

மூளையில் மட்டுமல்ல ஸ்டெம் செல்களிலும் நினைவக செயல்பாடு நடைபெறுகிறது. ஒரு ஸ்டெம் செல் எந்தவகை செல்லாக மாற வேண்டும்? மாறிய பிறகு எப்படி செயல்பட வேண்டும்? எத்தனை செல்களாக பிரிய வேண்டும்? எப்போது தன்னை தானே அழித்துக் கொள்ள வேண்டும்? போன்ற பல்வேறு தகவல்கள் ஒரு ஸ்டெம் செல்லில் பதியப்பட்டு இருக்கும். ஒருவேளை ஸ்டெம் செல்லில் உள்ள நினைவக செயல்பாடு பாதிக்கப்பட்டால் அது எவ்வாறு செயல்படவேண்டும் என்று தெரியாமல் தவறான இடங்களில் சென்று வளர ஆரம்பிக்கும். பிறகு அது வேகமாக பரவி ஆளையே கொன்றுவிடும்.

மூளைக்கு மட்டுமல்ல ஸ்டெம் செல்களுக்கும் ஆழ்ந்த தூக்கம் என்பது கண்டிப்பாக தேவை. ஆழ்ந்த தூக்கம் இல்லாத போது ஸ்டெம் செல்கள் கேன்சர் செல்களாக மாறுகிறது. கேன்சர் செல்கள் உருவாகாமல் தடுப்பதற்காக உடலானது ஸ்டெம் செல்களின் உற்பத்தியை குறைக்கிறது. ஸ்டெம் செல்களின் உற்பத்தி வேண்டுமென்றே குறைக்கப்படுவதால் நமக்கு வயதாகிறது. இதனால் ஆயுட்காலம் குறைகிறது. ஆழ்ந்த தூக்கத்தின் அளவை கொண்டு தான் ஸ்டெம் செல்களின் உற்பத்தி தீர்மானிக்கப்படுகிறது. குறைவான ஆழ்ந்த தூக்கம் பெறும் போது குறைவான ஸ்டெம் செல்கள் உற்பத்தி செய்யப்படுகிறது. அதிகமான ஆழ்ந்த தூக்கத்தை பெறும் போது அதிக ஸ்டெம் செல்கள் உற்பத்தி செய்யப்படுகிறது.

எந்த ஒரு உயிரினத்திற்கும் அதன் இளமை காலம் வரை, அதாவது அதன் இனப்பெருக்க காலத்தின் உச்சம் வரை அந்த உயிரினத்தின் ஆழ்ந்த தூக்கம் அதிகமாக இருக்கும். பிறகு அந்த உயிரினத்தின் இனப்பெருக்க தாகம் தணிந்த பின் ஆழ்ந்த தூக்கத்தின் அளவு குறைந்து கொண்டே செல்லும்.

ஒரு உயிரினம் அதன் இனப்பெருக்க காலத்திற்கு பிறகு மற்ற எந்த ஒரு விஷயத்திலும் சரி மீண்டும் இனப்பெருக்க விஷயத்திலும் சரி

பழையபடி இருந்த ஆர்வம் மீண்டும் கொள்ள முடியாது. இதனால் அந்த உயிரினத்தின் சந்தோஷம் மற்றும் மகிழ்ச்சியின் அளவு பல மடங்கு குறைகிறது. அந்த உயிரினத்தின் கவலை மற்றும் வேதனை அதிகமாகிறது. இதனால் அந்த உயிரினத்தின் ஆழ்ந்த தூக்கத்தின் அளவு குறைகிறது. பிறகு அது ஆயுட்காலத்தை குறைத்து விடுகிறது.

அளவில்லா சந்தோஷத்தையும் ஆனந்தத்தையும் தினம் தினம் அனுபவிப்பவர்கள் தினமும் நீண்ட ஆழ்ந்த தூக்கத்தை பெறுவார்கள். இதனால் அவர்கள் என்றும் இளமையாக நீண்ட காலத்திற்கு வாழ முடியும். நீங்களும் சந்தோஷமாக என்றும் இளமையாக வாழ்வதற்கு என்னுடைய வாழ்த்துக்கள்.

நான் கூறிய கருத்துக்களில் ஏதேனும் உங்களை காயப்படுத்தி இருந்தால் தயவு செய்து மன்னித்து விடுங்கள்.

நன்றி...

சில்வா.

Email: bharathysilva@gmail.com

பொருளடக்கம்